U0237781

医疗服务 PPP 的政府投入研究

吴 茜 著

中国财经出版传媒集团

中国财政经济出版社

图书在版编目（CIP）数据

医疗服务 PPP 的政府投入研究／吴茜著． -- 北京：
中国财政经济出版社，2023.4
ISBN 978 - 7 - 5223 - 2045 - 8

Ⅰ. ①医…　Ⅱ. ①吴…　Ⅲ. ①医疗卫生服务－政府投
资－研究－中国　Ⅳ. ①R199.2

中国国家版本馆 CIP 数据核字（2023）第 039568 号

责任编辑：樊　闽　彭洋洋　　　责任印制：张　健
封面设计：卜建辰　　　　　　　责任校对：胡永立

医疗服务 PPP 的政府投入研究
YILIAO FUWU PPP DE ZHENGFU TOURU YANJIU

中国财政经济出版社　出版

URL：http://www.cfeph.cn
E - mail：cfeph@ cfeph.cn
社址：北京市海淀区阜成路甲 28 号　邮政编码：100142
营销中心电话：010 - 88191522
天猫网店：中国财政经济出版社旗舰店
网址：https://zgczjjcbs.tmall.com
北京财经印刷厂印刷　各地新华书店经销
成品尺寸：170mm × 240mm　16 开　10 印张　164 000 字
2023 年 4 月第 1 版　2023 年 4 月北京第 1 次印刷
定价：58.00 元
ISBN 978 - 7 - 5223 - 2045 - 8
（图书出现印装问题，本社负责调换，电话：010 - 88190548）
本社质量投诉电话：010 - 88190744
打击盗版举报热线：010 - 88191661　QQ：2242791300

前　言

　　新中国成立以来，我国的卫生健康事业取得了举世瞩目的成就，居民的健康水平和卫生意识也都在不断提高。但是，随着我国城镇化进程的加快和老龄化社会的到来，医疗卫生行业正在面临着不断变化和不断增长的需求，对政府的投资能力和管理能力都提出了新的要求。2009年新医改的诞生将社会资本参与公立医院改革摆到了突出的位置，国家鼓励以多种形式开展公私合作，共同实现我国医疗卫生的发展目标和改革目标。此后，在国家政策的支持下，医疗服务行业的PPP逐渐展开，市场的各方主体都表现出欢迎和期待。

　　然而，在医疗服务PPP项目的实际开展过程中，却出现了落地难、运营难的局面：部分项目吸引不到有实力的社会资本参与、部分合作医疗机构就医患者人数少导致人员设备闲置、甚至有机构出现严重的医疗事故和医患矛盾，医疗服务的PPP在现实中暴露出许多问题。

　　作为合作关系的"公共方"，政府不仅是民事主体，还是行政主体，负有规则制定和政策引导的职责。"社会方"的反应受到政府政策的影响，政府如何理解合作伙伴关系、如何看待医疗服务行业的特殊性、如何运用手中的资源进行激励和约束很大程度上影响着医疗服务合作项目的成败。因此，本书以问题为导向，从我国目前医疗服务PPP项目的实际困难出发，以政府投入上的问题为分析重心，在进行相关理论研究和国内外经验总结的基础上提出解决问题的建议。

本书从导论部分开始，主要介绍了研究背景、界定了研究范围、概括了研究思路。然后，通过对目前国内外相关文献研究情况的介绍，总结了医疗服务 PPP 领域的研究现状，为后续本书的主要研究重点和研究结论提供了理论背景。第三章是对医疗服务 PPP 中的政府投入责任的理论分析。不同类型的医疗服务具有不同的产品属性，相应的供给责任归属也应不同，明确哪些类型的医疗服务可以进行政府和市场合作，即 PPP 的应用范围，是进一步研究政府投入的基础。

本书是对医疗服务 PPP 的政府投入分析，因此第四部分介绍了我国医疗服务 PPP 的发展现状。医疗服务 PPP 与医疗市场环境有关，因此这部分首先介绍了我国医疗服务市场的政策、主要问题、改革措施等，以及医疗服务 PPP 产生的背景和原因，再通过对我国目前医疗服务 PPP 的典型案例分析，指出我国医疗服务 PPP 面临的困境。

在第四章的基础上，本书从投入的三个方面对医疗服务 PPP 中的政府投入进行具体分析。本书讨论的政府投入是指财政在医疗 PPP 中的运行模式，是财政采用一定的方法对资源进行分配和管理的制度和政策。财政资源的有限性决定了政府在投入时必然要遵循一定的方法和原则，也要受到一定的限制。因此，本书从政府投入方式、政府投入规模和政府投入效率三个角度分析医疗服务 PPP 的政府投入，这三章是本书的核心部分。第五章介绍了政府投入方式的种类，包括参股项目公司、直接付费和可行性缺口补助，在此基础上分析了我国政府投入方式存在的问题。第六章是对政府投入规模的分析，包括规模的衡量、规模的限制和规模的披露，以及我国政府投入规模的情况和问题。第七章是对政府投入效率的分析，包括 PPP 需要遵守的一般意义上的物有所值原则和医疗服务领域需要特别考虑的供给效率评价。在政府投入效率分析部分，本书同样对我国的情况和问题作了针对性分析。

英国作为现代意义 PPP 的起源国家，在医疗服务 PPP 方面已经积累了很成熟的经验，也总结出了一些发展中的教训。对国外已有经验的分析不但有助于我国政府部门借鉴国外的成熟经验，也有利于我国避免出现国外已有的风险和问题。在对国外经验的学习和借鉴上，必须要立足于我国现实国情，切忌盲目照搬照抄，尤其是对于医疗服务项目，社会文化背景和地方民情对 PPP 的态度尤为关键，患者通过用脚投票可以在很大程度上影响项目的生死，这也是医疗服务 PPP 项目相比于其他行业项目更加复杂的地方。

完善的政府投入体系不但有助于政府部门理顺 PPP 的工作思路，同样有助于正确引导社会参与方的行为，发挥财政"看得见的手"的作用来实现特定的国家目标。在政策建议部分，本书从政府投入的各个方面来提出关于政府在对医疗服务 PPP 项目进行投入时的建议，包括出台 PPP 法案和医疗服务行业的相关规则、明确主管部门间的分工和契约责任，在充分考虑医疗行业特殊性的基础上合理分配双方的风险和收益，选择可以进行合作的领域并运用多种投入方式引导和调节社会资本行为，在更广泛的意义上应用物有所值原则，平衡对医疗行业的政府投入规模约束等。除此之外，医疗服务市场相关的制度环境建设和配套政策是政府投入设计和运行的保障，包括消除对社会资本进入医疗行业的政策障碍、提供融资政策的支持等。通过科学的、系统的、可行的投入运作体系，政府可以将有限的资源实现最优分配，在实现社会价值的同时也实现资金价值，提高政府投入的水平。

本书的贡献点和创新之处主要有以下三点。

第一，医疗 PPP 的政府投入和普通的政府卫生投入不同，后者包括卫生转移支付制度、医院的预算管理和绩效管理等内容，主要是政府部门间行为，而前者则是政府部门与社会部门的一种新型合作关系，从涉及主体、支付机制、支出范围、风险分配等角度看都是财政介入医疗领域的创新方式。因此，本书针对医疗服务行业的特点，从投入方式、投入规模和投入效率三个方面系统地梳理了医疗 PPP 的财政运作机制。基于医疗服务行业的特殊性，本书认为，由于我国目前医疗市场的配套制度还不完善，如事业编制制度、医生多点执业制度、定点医疗机构制度等，因此，对于医疗服务 PPP 项目的选择要尤为谨慎，不应盲目开展。

第二，在政策建议部分，本书提出，对于医疗服务 PPP 项目，应在更广泛的意义上进行物有所值的衡量，要充分考虑医疗服务的特点，将医疗服务的供给效率纳入到定量和定性分析中。同时，政府部门在衡量给予社会部门的收益是否能够覆盖其风险时，不应该仅仅考虑社会资本获得的直接利益，还应该将间接利益，如供应药品设备权利和土地开发权利等，一同纳入衡量的范围，将社会资本获得的综合利益与其成本相比较。对于社会资本的成本收益分析既可以帮助政府判断项目对于社会资本是否具有足够的吸引力，又可以避免政府对社会资本的过度让利。

第三，本书认为，为了防止 PPP 项目过于集中于某一行业，带来结构失衡，可以按照卫生部门预算占总预算的比例安排医疗 PPP 项目，使每一年度医疗 PPP 的财政支出责任占所有 PPP 项目支出责任的比例与卫生部门预算占总预算的比例相一致，同时可以根据具体情况作相应调整。

作者

2022 年 11 月

目　　录

1

导　　论

1.1

问题的提出

随着我国近年来经济的快速增长和国民生活水平的显著提高，居民对医疗卫生的需求变得日益迫切。中国医疗总开支已从 2008 年的人民币 14535 亿元增至 2014 年的人民币 35312 亿元，复合年增长率为 16%，在全球 12 个国内生产总值最大的国家中增长最快。根据中国国家统计局的资料，中国 65 岁及以上人口的比例已从 2000 年的约 7.0% 增至 2012 年的 9.4%。联合国预测，到 2050 年，中国近 33% 的人口即共计 4 亿人将超过 65 岁。中国已正式步入老龄化社会。除此之外，饮食结构的变化、运动的减少、污染及吸烟率高居不下等因素，使中国从一个主要遭受感染性疾病影响的国家转变为主要遭受慢性病影响的国家。例如，患糖尿病的人数已从 2001 年的 4700 万增加到 2010 年的 9200 万，截至 2012 年，5 名成年人中至少有 1 名患有慢性病，如高血压、糖尿病、高血脂等。老龄化、慢性病率的增加、城市化进程的加快将导致中国国民对医疗服务产生越来越强烈的需求。

尽管中国的医疗总开支增长相对较快，但根据世界卫生组织的统计，中国的医疗服务开支仍然处于较低的水平。2014 年世界卫生组织的统计报告显示，在选取的 12 个国家中，中国医疗服务开支占 GDP 的比重仅为 5.4%，该比重远低于日本、美国等国家，如图 1 - 1 所示。

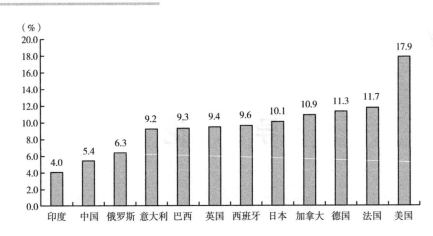

图 1-1 主要国家医疗服务开支占 GDP 的比重

数据来源：世界卫生组织。

医疗服务开支的投入不足只是问题的一个方面。医疗资源分配不均衡、公立医院以药养医等问题都是我国目前亟待解决的医疗行业难题。医疗改革是每个国家都在面临和研究的课题，也是我国现今全面深化改革、实现全面建成小康社会目标的重要一环。近几年的政府工作报告都反复提到医疗改革要探索新的方式和新的思路。

所谓新的方式和新的思路，从政府的角度看，就是要探索新形势下政府和市场的协调关系，充分调动市场社会参与者的资金和积极性。医疗服务的外部性、巨大的信息不对称性决定了政府参与的必要性，但是实践证明，过度的政府干预反而会扭曲市场的内在发展规律，产生新的问题。因此，为了解决我国医疗服务市场面临的"看病贵""看病难"等问题，改善医疗资源配置结构，建立多元化办医格局，2009 年，中央政府发布指导方针，并公布多项政策，鼓励社会资本投资中国医疗服务行业，首次提出允许社会资本对公立医院进行公私合营改革，并选出 16 个城市作为医改试点地区，并提出具体的改革目标和时间段。其后，我国在医疗改革的步伐上逐步深入，旨在鼓励社会资本参与公立医院改革的政策极大地调动了医疗服务市场各方的参与热情，PPP 开展得如火如荼。

但是，由于我国医疗服务市场的不健全，以及政府部门对于医疗服务市场上 PPP 知识和经验的缺乏，在实践中，出现了 PPP 项目落地难的现象。很多地方政府对于医疗服务领域 PPP 的内涵和意义缺乏了解，导致对项目的评审和论证流于形式，埋下了巨大的项目风险、财政风险、甚至是医患关系危机等社会风险隐患。因此，本书旨在通过对医疗服务 PPP 中政府投入的深入研究，对整个流程中政府投入上应该遵循的原则和方法、应该评估的效率和效果等方面展开分析，试图为政府部门在进行投入时提供一些可借鉴的思路，在实现政府医疗卫生目标的同时有效防范可能的风险。

1.2

本书的研究范围界定

1.2.1　医疗服务的界定

关于医疗服务的定义存在不同的解释，不同部门根据其自身出发点和利益的不同对医疗服务进行了定义，如财政部、税务总局《关于医疗卫生机构有关税收政策的通知》（2000）第 42 号文件中指出：医疗服务是指医疗服务机构对患者进行检查、诊断、治疗、康复和提供预防保健、接生、计划生育等方面的服务，以及与这些服务有关的提供药品、医用材料器具、救护车、病房住宿和伙食的业务。按照《医院管理词典》中关于医疗的定义，医疗是一项社会实践活动，有狭义和广义之分。狭义的医疗是指医疗技术人员运用医学科学技术与人类疾病作斗争的过程，这个定义只局限于诊疗的范围。广义的医疗是指卫生技术人员运用医学科学技术及社会科学知识为防病治病增进人类健康而斗争的过程，包括预防、康复、保健、健康医疗咨询和狭义的医疗。现代的医疗服务，已从医院内扩大到医院外，形成了综合医疗的概念，医疗内容也日益广泛，包括增进健康、预防疾病和灾害、健康咨询、健康检查、急救处理、消灭和控制疾病、临床诊疗、康复医疗等。医疗服务是指医院或医疗技术人员向人群提供的一种健康服务。因此，这样看来，医疗服务行业属于服务业。医疗服务的特点主要包括：服务的无形性、生产和消费的不可分离性、每一次服务的异质性、服务效果的不确定性等。

本书所指的医疗服务是狭义的医疗，不包括公共卫生，前者重在治疗，而后者重在预防。公共卫生领域是具有很强外部效应和非排他性的公共产品领域，如免疫、营养、传染病防治以及计划生育等，而卫生信息、安全饮用水等公共卫生产品还同时具有非竞争性的特点。这些公共卫生产品市场不会提供或者不会充分提供，只能由政府来提供，无法进行政府和社会资本的合作，因此不属于本书的研究范围。

狭义的医疗服务具有一定程度的排他性和竞争性，可以由市场提供。但在市场规则下，不能付费的穷人会被排除在医疗服务之外，无法得到治疗，陷入"贫困的循环"。消除贫困是政府介入医疗服务最直接的原因，健康被认为是每个公民应有的权利，而不是基于经济基础的特权。同时，医疗服务巨大的信息不对称性和外部性导致的市场失灵也是政府必须介入的原因。因此，狭义的医疗服务是本书医疗服务 PPP 的研究范围。

1.2.2　PPP 的界定

在医疗服务领域，PPP（Public – Private Partnership）直译为"公私合作关系"，它的范围可以涵盖任何公共部门和私人部门的关系。本书所称的合作关系是指：国内政府部门和社会部门（与政府相对的、非政府预算的市场部门）医疗服务提供者之间的合作关系。这种合作关系提供了一种令市场提供公共服务的方式，是两种类型的部门通过配合以满足大众复杂多样的医疗需求的载体。本书的研究范围仅限于医疗服务提供者之间的合作关系，不包括药品和医疗器械等的生产和销售环节的合作关系，以及医疗保险环节的合作关系。

我国将 PPP 定义为"政府和社会资本合作"，与一般意义上的"公私合作关系"不同，具体体现是：我国的第一个 P 指的是政府，意味着 PPP 需要政府在其中发挥作用；第二个 P，我国将其称作社会资本，这是与我国的特殊国情相适应的，国外的 Private 指的是私人企业、私人资本，而我国的"社会资本"既包括民营资本，也包括国有资本，是与政府相对应的非政府预算的社会资本，同时，社会资本也蕴含着社会责任的意思，因为其参与的领域是有社会影响的公共领域。

1.2.3　医疗服务 PPP 的政府投入的界定

本书所指的政府投入是指各级政府在医疗服务 PPP 合同中约定的政府支出责任，包括货币资金投入和非货币性资源，不包括政府的组织结构资源和人力资源等投入。政府的货币资金投入，如财政拨款、财政补贴等；政府投入的非货币性资源，如税收减免和优惠、土地政策、特许权利等。

医疗服务 PPP 的政府投入不同于一般政府卫生投入，后者指的是政府用于医疗卫生服务、医疗保障补助、卫生和医疗保险行政管理事务、人口与计划生育事务等各项预算内事业的财政经费，反映的是政府作为筹资主体在举办卫生事业中发挥的作用，政府是"提供者"的角色；而本书所指的政府投入是政府作为 PPP 合同关系的一方，向提供医疗服务的社会部门支付的对价，政府担任的是"购买者"的角色。

1.3

本书的研究方法

文献分析法。通过对文献的阅读和分析，总结归纳国际国内已有研究成果，明确研究边界。在此基础上，构建本书的理论框架体系，明确研究方法及指标。通过查阅相关政策法规、统计数据、公开披露的资料和研究报告等信息，全面了解医疗行业 PPP 政府投入的相关情况。针对医疗服务行业 PPP 方面国内研究文献较少的情况，作者大量阅读国外文献，获取国外最新的资料和数据，用于对我国情况的分析和提供可借鉴的政策建议。

案例研究法。本书在写作我国情况的分析和建议部分时，深入公立、私立医疗机构实地调研，并和院长、社会资本投资人、社会学者面对面咨询和调研，建立了一手的案例材料。

模型分析法。本书认为在评价医疗服务 PPP 的政府投入效率时，应该结合行业特点，在更广义的概念上应用物有所值理念，即评价政府资金的使用效率还应考虑医疗服务的供给效率，因此本书利用 DEA 模型对 PPP 医疗机构和 PSC 医疗机构的供给效率进行了分析。

比较分析法。英国是医疗服务 PPP 经验最丰富的国家，因此本书用一个章节的篇幅对英国医疗体系和医疗服务 PPP 的政府投入进行了详细的比较分析，寻求我国可以借鉴的经验教训。

1.4

本书的研究思路、主要创新点与不足

本书从医疗服务领域涉及的基本理论出发，分析出医疗服务作为一种产品的特殊属性以及不同类别医疗服务的供给责任归属，对于那些不是必须由政府提供的医疗服务领域，政府和市场合作更有效率，这是医疗服务 PPP 产生的理论基础。接下来，通过对我国社会环境的变化、政府职能的演变和社会部门的发展分析，介绍了我国医疗服务 PPP 产生的现实基础和发展现状。研究的核心在于对医疗服务 PPP 的政府投入的具体分析，包括政府投入方式、政府投入规模和政府投入效率三个方面，在理论分析的基础上指出了我国政府投入各方面的问题。然后，通过对英国医疗服务 PPP 的介绍和政府投入的分析，找出成功经验和失败教训，提出必须要建立科学的、系统的医疗服务 PPP 的政府投入体系，才能在实现政府的医疗卫生目标的同时实现资源的有效分配。

本书通过大量阅读国内外文献，在总结前人已有研究成果的基础上，系统地梳理了医疗服务 PPP 中的政府投入问题，主要的贡献与创新之处有以下三点。

第一，医疗 PPP 的政府投入和普通的政府卫生投入不同，后者包括卫生转移支付制度、医院的预算管理和绩效管理等内容，主要是政府部门间行为，而前者则是政府部门与社会部门的一种新型合作关系，从涉及主体、支付机制、支出范围和原则等角度看都是财政介入医疗领域的创新方式。因此，本书针对医疗服务行业的特点，从投入方式、投入规模和投入效率三个方面系统地梳理了医疗 PPP 中的财政运作机制。基于医疗服务行业的特殊性，本书认为，由于我国目前医疗市场的配套制度还不完善，如事业编制制度、医生多点执业制度、定点医疗机构制度等，因此，对于医疗服务 PPP 项目的选择要尤为谨慎。

　　第二，在政策建议部分，本书提出，对于医疗服务 PPP 项目，应在更广泛的意义上进行物有所值的衡量，要充分考虑医疗服务的特点，将医疗服务的供给效率纳入到定量和定性分析中。同时，政府部门在衡量给予社会部门的收益是否能够覆盖其风险时，不应该仅仅考虑社会资本获得的直接利益，还应该将间接利益，如供应药品设备权利和土地开发权利等，一同纳入衡量范围，将从社会资本中获得的综合利益与其成本相比较。对于社会资本的成本收益分析，既可以帮助政府判断项目对于社会资本是否具有足够的吸引力，又可以避免政府对社会资本的过度让利。

　　第三，本书认为，为了防止 PPP 项目过于集中于某一行业，进而带来结构失衡，可以按照卫生部门预算占总预算的比例安排医疗 PPP 项目，使每一年度医疗 PPP 的支出责任占所有 PPP 项目支出责任的比例与卫生部门预算占总预算的比例相一致，同时可以根据具体情况作相应调整。

　　本书的不足之处在于研究的焦点集中于医疗服务的递送系统，没有提及医疗服务系统上游的药品和设备等的生产和销售环节，也没有具体论述医疗服务系统下游的医疗保险环节的 PPP。

2

国内外文献综述

2.1

对政府在医疗服务市场的作用的研究

许多学者认为，健康是每个人的基本权利，但是由于市场机制的局限性，如果完全依靠市场机制，则穷人无法获得医疗服务，因此政府必须出面进行调节。世界银行（1993）提出，政府的公共卫生支出有其合理性，对穷人提供有效的医疗服务是必要的。我国的学者在针对我国医疗问题进行研究时，也提出医疗问题的解决需要政府的干预。朱铭来等（2006）认为，医疗保障是一种特殊的公共产品，需要政府的干预。王绍光（2003）从"非典"的危机中认识到，我国公共卫生危机的深层次原因在于对经济增长的迷信所导致的政府失职和市场失灵。李玲（2004）在对比了两类主要医疗制度模式的基础上，提出如下观点：政府主导型的医疗卫生体制在公平和效率的平衡上要优于市场主导的体制。针对我国目前的情况，市场机制的发展并不健全，我国应该采用政府主导型的体制。代英姿（2006）也认为，我国医疗改革的市场化虽然提高了医疗机构的运营效率，但大多数居民失去了原有的医疗保障，承担了更多的费用，不利于社会整体福利的提高，政府应该承担更多的医疗责任。但是，有些学者认为，不能把改革的失败完全归因于市场机制，不能完全否定市场化改革的意义。他们认为，应该分清政府与市场的职能边界，发挥看不见的手和看得见的手的配合作用。Leu（1986）指出，由于公共部门的低效率，政府提供医疗服务的比重越高，国家的医疗支出水平就越高。因此他们认为，应该引入市场化机制，鼓励竞争，提高效率，给予患者更多的选择。顾昕（2005）认为，我国医疗改革不成功的原因在于政府职能的缺位和错位。医疗改革的方向应该是有管理的市场化。王延中、冯立果（2007）把我国的医疗市场化改革形容为甩包袱的市场化，产生的结果是医疗资源向城市聚集、向医疗检查聚集、向高价药品聚集。政府必须鼓励医疗服务行业的竞争，同时维护市场秩序，并承担提供基本医疗服务的责任。杨同卫（2006）认为，我国政府无需直接开办医疗机构，可以通过向社会部门采购或者提供补贴的形式使卫生服务资源被更有效率地利用。对于各级政府的分工问题，孙开、崔晓冬（2011）认为，应完善财政转移支付，科学划分各级政府的医疗服务责任：中央政府主要负责法律法规和重大政策的研究制定、全国性公共卫生事件的处理、医疗卫生服务的宏观管理，以及对重大的基础性医学科研活动提供支持等；地方政府方面，将乡镇卫生院交由县级政府管理，将疾病预防控制等工作放到省一级。

2.2

对医疗筹资方式和医疗保险付费机制的研究

刘继同（2010）认为，为了保障医疗卫生体系有效运行，最基本的前提是建立政府主导的多元卫生投入体制，医疗改革必须明确国家、社会、个人各自承担的筹资责任。同时，应该建立政府预算和医疗保险基金预算的筹资管理模式，完善医院运行补偿机制，建立国家和地方各级卫生财政预算管理委员会，奠定卫生财政组织基础。筹资模式应由医院和患者的双边关系为主转变为政府监督、医疗保险基金预算、医院提供服务、患者共担医疗支出的四方关系。胡善联（2011）分析了我国卫生的筹资现状，认为我国需要筹集更多的卫生费用、提高费用的公平分配和使用效率。Cutler和Zeckhauser（2005）提出，在设计医疗保障方案时，为了降低道德风险的影响，大多数保障体系采取了成本分担策略，即在医疗保险中设置了共付额，以抑制需求方的过度需求。有卫生经济学的研究者指出，按项目付费的支付方式会导致医疗费用上涨，导致供方过度供给，因此他们认为预付费制是医疗服务供给的正确激励。Yip 和 Eggleston（2001）① 研究了我国海南的试点情况，通过对 1997 年改革数据的分析，他们发现采用预付费制的医院的医疗费用增速低于按项目付费的对照组，证明前者能够使医院控制成本。富兰德等（2010）认为，支付制度的设计对医院的运营效率有决定性的影响，在付费者主导的竞争环境下，价格竞争为主导，但在影响成本的同时也可能会影响质量。Ellis 和 McGuire（1986）研究发现，当医生是患者的不完美代理人，并且将盈利至于患者福利之上时，预付费制下的固定支付价格将导致服务供给不足，而按服务付费则会导致服务的过度供给。他们认为，预付费制不能单独使用，应采取混合支付制度，即预付费制和按服务付费的结合。顾昕（2012）认为，按项目付费会导致供方诱导下的过度消费，解决问题的思路有三种：一是医生自律机制；二是命令与控制机制；三是竞争机制，即通过公立医疗保障机构构建第三方购买机制。第三方购买机制是以多元付费方式代替单一的按项目付费。魏晓静（2014）以上海医疗保险的支付模式为研究对象，混合支付是上海医保支付体系的核心内容，她认为控费不能以牺牲医疗质量为代价，应实行多元化的混合支付制度并完善医保支付的相关配套措施。

2.3

对医疗机构改革和医生激励机制的研究

余晖、顾昕（2009）认为，我国医疗资源分配严重不平衡，公立和私立机构待遇差别大，应鼓励民营医疗机构的建立，在公立医院的改革中引入竞争和现代化公司治理体系，取消医院的行政级别。朱炜（2012）研究分析了社会资本在举办医疗机构方面可能遇到的发展与挑战，阐述了社会资本办医面临的内外部环境影响因素，并从价值观、法律制度、市场机制、社会行动力等七个方面提出了社会资本办医的政策建议。结合 SWOT 分析模型，朱炜分析了我国社会资本办医的优劣势和面临的战略机会与挑战，认为政府必须从长远利益出发，从效率、效果、相关性、影响力和可

---

① Arthur Dae, Yip. Provider Payment Reform in China: The Case of Hospital Reimbursement in Hainan Province [J]. Health Economics, 2001, 1.

持续性五个方面考虑社会办医的政策，并推动相应的改革。邹至庄（2006）分析了宿迁市医疗改革的案例，认为医疗机构的民营化对中国的医疗改革具有正面影响，而李玲（2006）则认为，宿迁的医疗改革并没有解决看病难的问题，医疗机构的私有化不是解决我国医疗问题的最优解。在医疗行业中，医生的作用也是学者们研究的重点，Harris（1977）认为管理层和医生的目标不同，医生作为医院最重要的资源，影响着医院的生产率，因此，理性的政策应该考虑医生的效用函数。卫生经济学的学者倡导要建立有效的医生激励机制，降低代理成本，医生既有实现个人收益的需要也有治病救人的需要。Pauly（1987）在对医疗服务供给者的信息和激励机制进行分析的基础上，认为医院目标的不一致是由所有者结构的不一致造成的。Yip 等（2010）研究发现，不恰当的激励政策导致中国医疗费用的上升，同时产生了低效率、低质量、道德低下等现象。因此，他们提出应该重建医生的职业道德和激励机制。袁菁华（2009）认为，医生激励机制是公立医院改革的核心，她认为在医生激励机制的设计层面，需要将公益性、积极性和有限资源的有序配置三者结合起来，建立看病的认真程度和绩效的关系。傅铭深（2011）以广州市番禺区的医疗改革为例，分析了医疗机构的规制需求和运营效率，提出应选择报酬和连续努力水平的委托人—代理人模型，促进医院利益、医生个人利益和社会公众利益的最大化形成相容。

2.4

对医疗服务领域政府投入的研究

Gillingham[①]（2014）对医疗服务领域的财政投入政策进行了研究，他认为政府资源是有限的，政府在制定政策时必须要考虑需要达到的卫生目标，以及面临的财政现实，如何分配这些有限的资源，以多大的成本达到特定的目标对于政策制定者来说是最重要的。张晓丹（2013）以河南省许昌县为例，分析了我国新型农村合作医疗的投入，从投入动力机制、投入

---

① Robert Gillingham. Fiscal Policy for Health Policy Makers［R］. Washington D. C.：HNP Disscusion Paper，2014.

运作机制、投入补偿机制等五个子机制出发，论述我国目前农村合作医疗投入上存在的问题，包括投入动力来自上级政府压力、投入决策过程不透明、投入基金管理效率不高、补偿水平较低、政府没有发挥监督作用等，提出要从政绩考核体系、增强社会媒体和审计力量等方面完善政府投入。刘明慧（2005）对公共财政的医疗卫生投入问题进行了分析，她认为医疗卫生资源的市场配置失灵决定了公共财政投入的必要性，在介绍美国医疗卫生制度的同时，运用实证分析的方法得出结论，认为应调整政府的支出结构，加大在疾病预防中的投入，对于可以供私人进入的领域，政府应正确引导社会部门的营利倾向。王炳毅（2005）研究了政府医疗管制模式的重构，他针对我国医疗市场上出现的政府管制与市场化改革的两难境地，运用研究国外案例和实证分析的方法，探讨政府医疗管制的范围与边界，解答"为什么要政府管"和政府"管什么"，以及管制机制"如何管"的问题。作者提出结论[①]：未来的医疗管制改革应放松直接经济管制，如直接价格管制、直接准入管制和政府直接供给，强化或优化间接经济管制和社会性管制，如强制性信息公开、质量监督检查、界定产权等，创造医疗市场有管制的竞争环境。佟珺（2009）研究了政府规制与医疗卫生服务供给的有效性之间的关系，作者以我国 80 年代以来的医疗体制改革为研究对象，进一步探究了政府在医疗服务提供中应承担的职责，并提出了政府规制的建议，在私人消费品属性占优的领域，政府应放手鼓励私有制医院的进入和竞争，仅实行一定程度的必要规制保证市场的竞争秩序；在公共卫生服务等公共品领域，政府的规制责任是政府提供，以保障公平性的实现。张鹏（2009）研究了医疗卫生产品的公私属性、供给机制和制度安排，通过详细的理论研究，作者细分了医疗卫生领域产品的公私属性，在此基础上产生了市场、政府不同的供给机制。在对我国情况分析研究的基础上，作者认为，我国医疗制度安排的缺失与错位是导致我国医疗卫生制度改革不成功的根本原因，比如尚未形成改革的总体设计、尚未建立与需求相匹配的医疗保障供给体系、尚未形成以预防为主的保健制度等。骆向兵（2014）对我国医疗卫生行业的政府投入管理制度进行了研究，包括投

---

① 王炳毅. 政府医疗管制模式重构研究［D］. 成都：西南财经大学，2008.

入主体、筹资问题、投入方向、管理机制等方面。作者通过对公共产品理论等经济学基本理论为切入点，指出政府主导医疗卫生行业发展的必然性，同时必须注意政府责任的有限性。通过研究国外政府投入医疗卫生的经验，总结国外政府在解决信息不对称问题、逆向选择、控制医疗费用等政府投入管理上的启示，提出我国政府在医疗卫生投入管理上应遵循的原则和应采取的措施，如健全的医疗卫生体系、完善的监督体系、公立医院的资产管理向资本管理等。王薇（2012）以成都市微观数据为分析样本，研究了城市社区公共卫生供给与财政综合补偿的关系，探讨政府在社区公共卫生服务过程中对卫生资源配置的公平性是否合理，以及不同的财政补偿方式对社区卫生机构的激励效应，基本药物补偿制度对社区卫生服务的预防、保健功能的发挥是负作用，收支两条线管理和人事绩效制度促进了社区预防功能的实现。通过实证研究，发现公立医院的效率最低，私人医院的效率最高，在补偿制度的设计上，提出加大对需方的补偿，并加强社区卫生机构技术人才的培养，鼓励多方力量发展社区服务，引入竞争，提高服务的供给水平和供给效率。社区公共医疗承担了预防、保健等基础医疗工作，发展城市社区基础医疗服务能够显著解决看病难的问题，财政应该加大投入。卫茂玲（2008）认为政府的医疗卫生投入方式可采取直接提供、社会保险支付以及二者结合，其中直接提供可由政府以社会福利形式提供，按照服务量给予补贴，适用于损失程度小、发生概率大的常见病、多发病等基本医疗服务；商业医疗保险则适用于损失程度大、发生概率小的疾病。杨瑞涛（2012）认为公立医院与财政支出密切相关，必须给予合理的财政支出以保障公立医院的公益性和运营。施劲华（2012）提出"分层次医疗体系"的概念[①]：把医疗服务划分为温饱型、小康型、奢侈型三个层次，政府应该在温饱型这个层次加大投入，着重解决农村和低收入城市人群的医疗保障问题。同时，对消费奢侈型医疗的富人征税，实现"穷人看病，富人买单"的模式。楚廷勇（2012）认为，真正的问题不是看病难、看病贵，而在于从源头上提高国民的健康水平。政府应该加大力气在疾病预防、健康知识普及等源头方面下功夫，医疗保障制度的设计也需要

---

① 施劲华. 我国"分层次医疗体系"构建与发展的制度创新研究［D］. 苏州：苏州大学，2012.

采取预防与治疗并重的模式。

2.5

对医疗行业实行 PPP 的研究

Preker 和 Harding[①] （2003）对医疗服务领域的公私方的经济学原理进行了研究，他们从制度经济学的角度分析了国家的角色变化，同时也指出了政府在医疗服务市场中的角色失灵。从交易成本、运营效率等方面得出结论，公私合作能够有效克服双方的缺点。Stemmer[②]（2008）研究了医疗服务领域公私合作的合同结构和风险转移，全面分析了在医疗服务 PPP 中可能出现的运营风险、社会风险、财政风险等，并指出更广泛意义上的风险分担机制，更严密的政府监管、追偿机制等手段能够在一定程度上减轻风险。我国许多学者也对医疗行业实行 PPP 进行了理论研究，如徐瑾真（2007）在介绍了医疗卫生服务领域的 PPP 的相关概念的基础上，分析了我国医疗卫生服务提供存在的问题和成因，指出了政府职能不清和市场机制不完善等现存问题，认为引入 PPP 是医疗卫生体制改革的必要措施，并提出完善法律法规、建立评价体系等政策建议。巩孝彬（2014）对公立三甲医院应用公私合作模式的可行性进行了研究，分析了目前公立三甲医院引入社会资本存在的问题，提出要在学习国外先进经验的基础上，研究探索适合我国的 PPP 模式，同时在立法、补偿机制和政策倾斜等方面给予支持。李晓婧（2011）通过对我国公共医疗项目的融资模式的研究，认为 PPP 模式是解决我国公立医疗机构资金不足和效率低下的有效方法。作者认为，应用于中国交通设施项目建设的两种模式，即前补偿模式和后补偿模式可以被应用于医疗服务行业。对于风险分配和风险管理，作者也进行了一定程度的论述，提出要坚持风险与收益相匹配、承担的风险要有上限等原则，并提出了加强财务监管、提高配套政策等建议。刘斌（2011）通

---

① April Harding, Alexander S. Preker. Private Participation in Health Services ［R］. Washington D. C.：The World Bank，2003.

② Eric Stemmer. Contractual Structures and Risk Allocation and Mitigation in the Context of Public Private Partnerships in the Health Sector ［R］. USA：The World Bank，2008.

过对某武警医院的公私合作改革的成果分析，借鉴了英国公立医院运用公私合作伙伴关系以及美国和新加坡军队后勤保障社会化改革的经验，认为部队公立医院的改革条件已经趋于成熟，认为部队医院的社会化改革有利于提高部队的后勤管理能力，有利于军队的经济效益，同时满足特定的军事需求。在改革时，应谨慎选择公私合作的领域和公私合作的私人伙伴，在确保部队对医院的控制力等原则的基础上，确保合作双方互利共赢，实现稳定过渡。程哲（2011）运用 PEST-SWOT 模型分析了我国民营资本参与县级非营利性医院的 PPP 项目情况，作者认为，县级非营利性医院的重要性不言而喻，而财政的预算拨款又非常有限，很适合作为 PPP 项目的改革试点。通过对英国医院使用 PPP 模式的介绍，指出我国县级非营利性医院在制度建设、机构设置、项目评估、模式选择等方面可借鉴的经验。作者从工程项目角度出发，通过 SWOT 模型分析，以及对国外模式和国内实践的分析和探讨，认为开展公私合作，引入民营资本到医院领域，有助于发挥政府和社会资本各自的优势，实现利益共享和风险共担，增加医疗服务的供给和医疗机构的运营效率，提高医疗服务的可及性和服务质量，从而满足居民的医疗需求，提高我国医疗卫生事业的发展水平。在对县级非营利性医院应用 PPP 的可行性分析的基础上，又提出了我国县级非营利性医院 PPP 应用的框架结构，包括运作流程、VFM 评估、融资方案设计、风险管理等要点。陈龙（2013）认为，公私合作是解决目前我国医疗服务市场问题的一个对策，通过 PPP 可以吸引社会资本参与到医疗服务供给中来，弥补财政投入的不足，同时还能够引入社会部门的专业技术和管理经验来提高医疗服务的质量和效率，转移经营风险，实现最佳的资金价值。公共部门也能够借 PPP 理顺政府机制。作者通过对云南省昆明市医疗改革案例的分析，指出了我国医疗服务 PPP 现阶段的动因、特点、取得的成效和存在的问题。在分析了国外的先进公司合作案例和经验之后，陈龙认为，政府在进行医疗服务的公私合作时，从准备阶段到实施和调整阶段，都要遵循科学的公私合作机制，同时完善政府的激励机制、监管机制和评价机制。王海霞（2014）研究了 PPP 模式应用于我国养老机构建设的可行性，认为随着我国老龄人口的不断增加，独生子女的家庭养老功能压力日益繁重，未来养老机构将发挥重要的补充作用。PPP 模式可以将公共部门和社会部门的优势结合起来，有效解决我国目前养老机构资金供给不足，服务质量较低等问题。在 PPP 模式的选择上，对于已有的养老机构可以使用外包模式，与社会部门签订服务合同，提高供给效率和服务水平；对已新建的或是改建的养老机构，可以采用特许经营的模式，缓解公共部门资金不足的问题，同时注意公共部门和社会部门之间的风险分担问题。在政策方面，可以建立 PPP 财政养老专项补贴，用于补贴企业或老人，同时在税收政策方面给予税收减免的优惠，在金融政策和土地政策上予以扶持。

潘高（2011）在研究国外医药卫生领域 PPP 应用案例的基础上，针对我国医药卫生领域存在的问题进行了分析和比较。通过敏感性分析等方法论述了我国医药卫生领域 PPP 项目的风险管理情况，在此基础上，提出我国在宏观层面和微观层面上发展医药卫生领域公私合作的建议。周佳琪（2014）从政府和非营利性民营医院的角度出发，利用非对称性资源依赖分析框架分析两者关系，指出二者的合作关系应由政府主导，双方的合作要关注关键性卫生资源，通过交换对方占有而自身稀缺的卫生资源来实现合作的顺利进行，实现我国的卫生目标，这些关键资源包括：资金、人才等。戴悦（2015）分析了我国推行医疗服务 PPP 模式的可行性和风险，认为我国幅员辽阔、政府资金有限，PPP 模式可以在缓解政府压力的同时改善偏远地区的医疗服务水平，政府、医院、患者和社会部门都会受益，但同时也应该看到，PPP 模式作为偏市场向的改革工具，有着市场机制的风险基因，因此必须对 PPP 模式中的风险进行事前防范和管理。

针对我国医疗行业 PPP 推进中产生的问题，许多学者也提出了自己的看法和政策建议，如周东华（2014）对农村基本公共卫生服务开展公私合作模式进行了研究，通过对农村卫生室的调研，比较不同所有制卫生室的绩效表现情况，分析了农村不愿意开展公私合作的原因，以及目前我国农村基本公共卫生服务公私合作出现的主要问题，包括激励措施不科学、经费被挪用、村医地位不高等，并提出在农村基本公共卫生服务公私合作模式设计上的建议，包括激励机制、培训机制、沟通机制和监督考核机制等。杨蕾（2015）分析了 PPP 模式在我国医疗卫生行业中的应用，她发现我国目前在 PPP 应用中需解决的问题有三点：第一，医疗行业人才问题是实际应用中遇到的最大障碍；第二，PPP 相关的配套法律制度缺乏；第三，医院的公益性与社会资本的逐利性存在冲突。张璐琴（2015）认为，股份制改革不是我国医疗行业 PPP 的发展重点，特许经营和委托管理将是未来我国医疗行业 PPP 的发展重点。她认为，要实现医疗行业 PPP 的发展，必须要打破公立医院的垄断格局，并解决好社会资本投入非营利性医院的合理回报问题，在财税、价格、人事、职称管理等制度上给予公平对待，同时政府应推动公私合作领域相关指导意见的出台和落实，并逐步推动政府职能的转变。马秋萍（2014）在提升公立医院医疗服务效率的 PPP 治理模式方面，提出我国应将 PPP 纳入《招标投标法》加以规制，并建立以财政部为主体的监管体制，这些措施有助于识别和控制财务风险和经营风险，而且要同时建立 PPP 项目的争端解决机制，如调停小组等，完善的会计制度也是防范医院经营风险的重要措施。

2.6

评述

由以上分析可以看出，目前国内外对于医疗服务行业的研究文献很多，内容涵盖医疗服务市场各个主体的功能研究、政府和市场的关系研究、医疗保险制度研究、医疗服务的 PPP 研究等。在医疗服务行业采用 PPP 方式方面，我国的学者普遍认为，PPP 的方式不但有助于我国改善医疗服务行业资金紧张的情况，同时有助于提高医疗服务行业的运行效率。但是，国内目前针对医疗服务 PPP 中与政府投入相关的研究还存在不足，就如何构建政府在医疗服务 PPP 中的较为科学的投入体系还没有整体的、系统的梳理和分析。

3

医疗服务 PPP 的政府投入：
理论基础与责任边界

3.1

PPP 的概念和特征

PPP（Public – Private Partnership）直译为"公私合作关系"，是指公共部门（一般是政府）和社会部门形成的一种合作关系，约定由社会部门提供公共服务，服务的方式既与政府提供服务的目标相一致，又与社会部门的盈利目标相一致。从 PPP 的定义中可以看出，合作关系的根本要义在于"伙伴关系"，即双方地位平等，双方的合作能够实现互利共赢。目前，PPP 已经成为很多国家建设和运营公共事业项目的方式。

PPP 起源于西方发达国家，它的兴起是经济社会发展的选择，具有政治、经济、文化等方面的背景。随着经济社会的发展，人们生活水平不断提高，对于公共服务的需求水平有了更高的要求，公众从满足于基本生活需要的层次逐步上升到关注质量、效率的层次，而市场经济中社会部门的发展使更多的人相信，他们可以通过公、私部门之间的相互竞争中获得更好的服务和回报。从政府的角度看，人口的增加、政府职能的扩张和公民对于公共服务的预期使得政府部门的资金压力越来越大，引入社会部门来缓解资金压力成为政府部门的现实选择。与此同时，来自政府部门的垄断带来的低效率和寻租行为也是西方国家决定引入社会部门参与竞争的原因之一。

早期的 PPP 开始于道路、灯塔等公共服务的私人提供，政府特许授权私人建造、管理和运营，而政府的作用在于产权的确定与行使。17 世纪的法国、英国等国家，将 PPP 广泛应用于道路交通、城市供水等基础设施领域。早期的 PPP 模式较为单一，特许经营是较为广泛的形式。

受到公共选择理论和新自由主义思潮的影响，英国、美国等发达国家在 20 世纪七八十年代先后掀起了国企改革和民营化浪潮，并通过立法强制要求地方政府把公共服务通过竞争性招标的形式交由社会部门提供，随后，许多发展中国家纷纷效仿，也开始推进民营化改革。民营化期间，PPP 的方式包括政府出售、合同承包、特许经营等。英国、原苏联东欧国家等大多数国家均采用了政府出售的方式，而美国等国家主要采取的是合同外包的形式。合作范围也大幅扩展，民营资本深入到钢铁、邮电、铁路等国民经济基础部门①。

现代意义上的 PPP 起源于 1992 年英国的私人资金启动计划（Private Finance Initiative，简称 PFI）。在经历了 20 世纪七八十年代的民营化浪潮阶段之后，英国政府逐渐意识到，激进的私有化改革会带来各种各样的社会问题，包括公共服务提供的不公平、私人垄断、国有资产流失等现象，于是，鼓励私人资本的 PFI 概念被提出，理性引入社会部门的提法被主要西方国家所接受和提倡。在此基础上，世界银行、经济合作与发展组织等国际组织都开始在全球范围内研究并推广 PPP 模式，许多发展中国家也在实践中学习并摸索适合本国国情的 PPP 模式。

经历了 20 多年的发展，现代化的 PPP 已经被广泛地应用于各个领域，涉及道路、机场、通信、教育、医疗、污水处理、监狱等，在 PPP 的合作模式、治理制度、风险因素等方面，各国都积累了许多的经验和教训。

现代意义上的 PPP 具有三个主要的特征。

首先是伙伴关系。平等的伙伴关系是 PPP 的首要特征。与传统的政府采购不同，虽然都是社会部门提供公共产品和服务，但是 PPP 强调双方平等的法律关系，这也是 PPP 的本质。伙伴关系必须遵从法治环境下的"契约精神"，公共部门和社会部门在法律框架下约定双方的权利义务，双方

---

① 赵福军，汪海. 中国 PPP 理论与实践研究［M］. 北京：中国财政经济出版社，2015.

的行为既受到法律的约束，又受到法律的保护。

第二是风险分担收益共享机制。既然 PPP 模式下公私双方具有平等的合作关系，对于合同的风险就应该由双方分担。风险分担的要义在于为了使整体风险最小化，每一类风险都由最适合应对该类风险的一方承担，比如市场风险由社会部门承担，而政策风险就应该由公共部门一方承担。同时，风险收益均衡原则要求承担相应的风险应该有相应的报酬作为补偿。

第三是全生命周期管理。PPP 的合同期一般都在 20～30 年，从合同前期的准备、识别到合同中期的建设、运营，再到合同后期的终止、转移，在整个合同期内，公共部门必须对社会部门提供的公共服务保持持续的管理和监控，以确保合同的目标得以实现。

3.2

政府推行医疗服务 PPP 的理论基础

3.2.1 公共财政学

公共财政学是现代经济学的一个重要分支，是研究政府经济行为、描述和分析政府经济活动的一门学科，主要研究政府收支行为及其对经济的影响。公共财政学来源于英文"Public Finance"，过去在我国被翻译成"财政学"，现在被普遍翻译成"公共财政学"。公共财政与我国计划经济时代的国家财政不同，它研究的是社会主义市场经济环境中的政府行为，以承认市场经济制度的有效性为前提。它建立在民主法制的基础之上，通过公共选择机制，提供与私人产品及服务不同的公共产品及服务，同时运用政策手段对社会资源进行分配和调节。公共财政学主要包括政府职能、公共选择、公共支出、公共收入及政府分权等内容，其制度基础是市场经济制度和民主政治制度。

公共财政学主要有以下三个特点。

第一，公共财政是与社会主义市场经济有内在联系的财政。公共财政承认私有产权的合理性和合法性，承认市场机制对于要素分配的基础性作用，在此前提下通过自身制度来保护市场机制的运转。而且，政府有时候作为商品或服务的购买者身份出现在市场时，也必须要遵守市场机制的平等交换规则。

第二，公共财政是发挥宏观调控职能的财政。对于符合国家宏观发展要求的公共生产性开发领域，单纯依靠市场力量无法完成发展任务，公共财政就必须发挥它的宏观规划和管理职能，提供资金完成国家建设的要求。而对于那些损害人类可持续发展和环境保护等方面的活动，市场机制不会自发地去加以限制，甚至可能还会推波助澜，这时公共财政的宏观调控职能就体现在通过政策手段来限制这类有害行为。

第三，公共财政是为市场提供公共服务的财政。根据公共产品理论，社会产品分为公共产品和私人产品。按照萨缪尔森在《公共支出的纯理论》中的定义："纯粹的公共产品或劳务是这样的产品或劳务，即每个人消费这种物品或劳务不会导致别人对该种产品或劳务的减少。"与私人产品相比，公共产品具有非竞争性和非排他性的特征：非排他性是指人们在消费公共产品时，无法排除他人同时也消费该产品，或者排除在技术上可行，但费用过于昂贵而使得排除没有意义，从而实际上也是非排他的；非竞争性是指对于公共产品来说，新增他人参与消费的边际成本为零。新古典主义经济学的核心理念之一是：在一个完全有效的市场，竞争的力量会导致资源的有效分配，达到帕累托最优平衡和福利的最大化。然而，对于公共产品来说，由于它的非竞争性和非排他性特征，市场机制难以达到帕累托最优的状态，出现搭便车、外部性等市场失灵的现象。因此，政府必须实施主动的干预，弥补市场失灵，即政府负责提供公共产品。同时具有非竞争性和非排他性的纯公共产品很少，比如国防，很多的公共产品属于准公共产品，仅具有两个特性中的一个，比如学校、医院等，政府提供的很多产品和服务属于准公共产品。

医疗服务属于人类的基本生存需要，是基础公共服务的范畴。从公共产品理论的角度来看，社会部门统治医疗服务市场会带来信息不对称、外部性等市场失灵问题，也会带来市场扭曲和市场垄断、高交易成本等丧失效率的问题；而私人医疗保险表现出来的道德风险和逆向选择等典型缺点也使得个人和家庭无法在风险到来时保护自己。因此，许多国家逐渐建立了国家出资的医疗服务体系，由政府来提供医疗服务。

但是，相比于一般的商品更为复杂的是，大部分的医疗卫生产品和服务都不是完美的私人产品，也不是完美的公共产品，很多医疗服务领域的产品和服务都属于准公共产品。许多医疗产品和服务没有完全排他性，但是却伴随着复杂的外部性，产权通常很难清晰界定，留下很多剩余索取权人，而且，通常交易成本也很高。按照公共产品理论，当具有重大外部性的公共产品或服务通过竞争市场进行分配时，效率和公平会同时崩溃。同样，当私人产品由公共垄断部门进行提供时，也会出现效率和平等上的严重问题。

尽管许多公共卫生活动，比如公共卫生服务、传染性疾病的控制和预防、健康推广等，会产生巨大的外部效应，但他们却不是纯粹的公共产品。这些医疗服务都含有某种程度上的排他性和竞争性，比如提供给疫苗注射的患者的疫苗不能同时提供给其他患者，患者也可以选择不接受疫苗。同样，尽管昂贵的检测服务和理疗服务通常设在公立医院的住院部门，享受国家的高额补贴，但他们仍然是私人产品，可以在市场上销售。同样的服务还有不需住院的医疗服务和基于社区的医疗服务。

3.2.2　卫生经济学

卫生经济学是应用经济学，是研究如何将经济学应用于卫生领域的学科。卫生经济学使用经济学方法对卫生健康领域中的个体、厂商和市场行为进行评估，着重考察不同的投入，如药物、设备、设施和服务方案的使用，对产出结果的影响。它将医疗卫生的主体以及一系列赖以正常运作的中间环节作为一个系统的整体，希望以最精简、最有效且合理的投入，获得更高效且合理的产出。第二次世界大战以后，欧美发达国家的医疗保健费用受诊疗手段和卫生设备现代化、人口老龄化、慢性病增加等因素的影响，支出大幅上升，在此背景下，卫生经济学作为一门专门学科开始兴起。1963 年，Kenneth Arrow 发表的论文《不确定性和医疗的福利经济学》标志着卫生经济学的确立。Kenneth Arrow 在这篇论文中讨论了风险厌恶、道德风险、信息不对称等在卫生经济学研究中占据重要地位的问题。Kenneth Arrow 发现，健康状况和治疗结果的不确定性是分析和理解医疗部门行为的关键因素，并确立了风险规避条件下最优保险政策的理论模型。随后的卫生经济学理论引入了人力资本理论，把健康看作人力资本的一个重要组成部分。Mushkin（1962）认为健康和教育同为重要的人力资本，并比较了它们的异同，分析了两者相互依赖和相互促进的关系。Michael Grossman（1972）进一步拓展了人力资本模型在健康方面的应用，消费者可以通过生产健康的方式来补充健康资本的消耗，健康生产要素包括医疗保健服务、生活方式、环境教育等。此后，卫生经济学引入了政治学、社会学、管理学的相关理论，并注重对医疗服务市场及其管理制度的研究。富兰德等（2010）编写的《卫生经济学（第五版）》一书使用经济学的理性人假设、边际分析、经济模型等方法分析了医疗服务行业涉及的供给与需求，涉及医疗服务体系中的医院、医生、保险公司、个人、政府等参与主体的行为模型。

关于医疗服务这种产品的特殊性，Gaynor（1994）指出，医生的服务是一种专业服务，具有差异性与不能再转售的特点。Arrow（1963）、Pauly（1978）和 Gaynor（1994）的研究中都指出，由于医疗服务的不确定性和买卖双方信息的不对称，医疗服务市场是不完全的市场。一方面，保险机构和患者之间信息的不对称带来了道德风险，患者可能会过度需求；另一方面，医生和患者之间信息的不对称可能会带来医疗服务的过度供给。因此，卫生经济学认为，医疗服务的提供需要政府介入。

关于政府介入的范围，卫生经济学认为政府支出在所有卫生保健支出中占很重要的一部分，与卫生保健服务的筹资一样，政府还深层次地干预卫生保健服务的生产，同时对卫生保健产业实行管制。政府可以通过不同的政策工具影响卫生保健产业的资源配置和收入分配，比如商品税和补贴、卫生保健的公共供给、转移支付、医疗机构相关法案、强制性医疗保险计划、对卫生保健产品供给者的管制等。但是，卫生经济学同样指出，政府行为也会导致政府失灵，信息不完全、特殊利益集团、官僚行为会导致政府介入和管制在无效率的水平上运作。因此，许多国家政府采用了鼓励竞争的政策策略，竞争性策略有两个主要目标：一是通过鼓励管理保健、减少对雇主支付健康保险的税收补助，降低患者的需求；二是通过放宽政府管制、降低生产者成本，增加供给方的供给量。如果总的影响够大，竞争性策略将导致卫生保健费用的大幅下降，但是也可能会由于价格刚性等负面影响导致竞争性策略难以实现预期作用。

3.2.3 公共选择理论

公共选择理论是一门介于经济学和政治学之间的新兴交叉学科，它是运用经济学的分析方法来研究政治决策机制如何运作的理论。公共选择理论的代表人物詹姆斯·布坎南曾指出："公共选择是政治上的观点，它以经济学家的工具和方法大量应用于集体或非市场决策而产生。"保罗·萨缪尔森和威廉·诺德豪斯认为："这一理论是一种研究政府决策方式的经济学和政治学。"公共选择理论考察了不同选举机制运作的方式，指出了没有一种理想的机制能够将所有的个人偏好综合为社会选择，并研究了当国家干预不能提高经济效率或改善收入分配不公平时所产生的政府失灵。这一领域主要集中于研究政客、利益团体和官员的自利行为，以及如何设置政府规模和如何实现有效政府。每个个体都是理性的，都在寻求利益最大化，因此政府官员也会有最大化预算的倾向，会争取越来越多的国民收入，结果就是，政府变得越来越大，超过了提供核心职能所需要的规模。利益团体会攫取更多的资源。机构日益僵化，降低了经济的增长。公共选择理论学者支持保守政治方案，倡导政府的干预角色最小化。

21 世纪的医疗服务体系中，大部分工业国家的政府都扮演着核心角色，他们通常既承担出资的功能又承担提供一系列服务的职能。然而，遗憾的是，这类高福利国家在实践中却常常无法满足大众的医疗需求。近年来，许多通过复制社会部门的管理技术来改善和改革公共医疗部门的尝试都失败了，比如通过培训来增强卫生部门官员的管理经验、建立诊所主管、引入改善决策机制的信息系统等。在医疗服务领域系统，这种改革失败的原因根本上源于政府和市场机制的不同，在符合社会部门规则的市场中出现了政府失灵。

在一个理想的环境下，有效的公共受托责任是一致的社会价值、政治目标和既得官僚利益三者的交叉，比如医疗保险系统的建立。然而，在实际中，任何社会都不可能取得一致的社会价值目标，任何政府干预都意味着利益的强制转移，再加上公共官员自身利益与社会责任产生的可能偏差，最终的结果往往是公共受托责任只能是个人价值的集合或者只代表了少数群体的利益。

公共部门的信息不对称带来了更高的交易成本和腐败的可能，公共垄断权力的滥用导致市场存在法律限制竞争的现象，在提高价格的同时却降低了医疗服务市场的产出和质量，令公共卫生的消费者承担了非正式的使用费，即经济学中所称的租金。租金的范围不仅仅限于对医生的贿赂或者那些享受到的特权，还包括纳税人承担的医院各项卫生纸、棉布、食品、药品和医用器材等费用。另外，政府的行政垄断权力刺激医院有强烈的动力减少成本、增加利润，尽管公共医院无法分配盈余，但医院管理者仍然可以利用盈余改善他们的社会福利和津贴、投资于个人需要的项目和研究等。

公共选择理论认为需要重新创造市场，引入竞争，打破政府垄断才能防止出现政府失灵的情况。公共选择理论主张通过重新界定政府与市场的关系来解决政府提供公共服务时面临的问题。在公共服务经营中，为了避免政府失灵，政府在一定程度上应放松对公共服务的管制。公共服务既可以由政府提供，也可以由社会提供，政府不必包揽所有公共服务，而应适当退出某些活动领域，使其回归市场。

3.3

医疗服务 PPP 的政府投入责任边界

3.3.1 医疗服务的特性

医疗服务是一种特殊的服务，不易通过自身的物理特征使患者在接受服务前评估和感知，在接受服务后，患者也很难判断服务的质量和效果，对医疗服务的评价很大程度上依赖于患者的主观体验。而且，医疗服务具有巨大的信息不对称性，患方在大多数情况下既无法判断疾病产生的原因，也没有使自身恢复健康的知识和技能，对医疗服务是被动接受的，建立在医生的专业判断之上。

医疗服务与人类健康相关，而人体机能还有许多未知的领域，再加上不同人身体状况的差异性，决定了医疗服务具有异质性和不确定性的特点。医护人员自身素质的差别，不同人、时间、环境等的差别是医疗服务无法同质和难以精确衡量的原因，因此对医疗服务的定价和对医疗服务的质量评价都是很困难的。

医疗服务具有一定的社会公益性和伦理性。人类的生存需求被认为是最基本的需求，因此医疗服务一般是社会保障体系的一部分。由于医疗服务与生命健康息息相关，失败的医疗服务付出的可能是生命的代价，因此更加强调服务提供者（医生和医疗机构）的道德伦理责任。

3.3.2 医疗服务的分类和不同类医疗服务的供给责任归属

医疗服务是指医疗服务机构对患者进行检查、诊断、治疗、康复和提供预防保健、接生、计划生育等方面的服务。如果按照公共产品理论的定义，医疗服务可以分为以下三类。

（1）纯公共物品性质的医疗服务。

纯公共物品是具备完全非排他性和非竞争性的公共物品。纯公共物品性质的医疗服务主要是指基本公共卫生服务，包括母婴保健、计划生育、卫生免疫、传染病防治、公共卫生健康教育、公共卫生信息的收集和披露等。

（2）私人物品性质的医疗服务。

私人物品是具备排他性和竞争性的物品。排他性意味着一个消费者对某物品的消费会排除其他消费者对该物品的消费，而竞争性意味着一个消费者对某物品的消费会减少其他消费者的消费数量。私人物品的产权归属清晰，不会出现搭便车的现象。私人物品性质的医疗服务主要指非基本医疗服务，包括康复服务、保健服务等。

（3）准公共物品性质的医疗服务。

准公共物品是不完全具有排他性或竞争性的物品。准公共物品介于纯公共物品和私人物品之间。准公共物品性质的医疗服务主要是指基本医疗服务。基本医疗服务是指医疗保险制度中对社会成员最基本的福利照顾，它的目标是保障最基本的生命健康权利，使社会成员按照防治要求得到最基本的治疗。

不同类型的医疗服务具有不同的性质，也应该由不同的主体提供。医疗服务的市场化并不是全部类型医疗服务的市场化，而是按照各类不同医疗服务的属性、正确划分责任的市场化。

纯公共物品性质决定了这类医疗服务，如公共卫生，必须由政府提供；而具有排他性和竞争性的私人物品性质的医疗服务，如私人保健，应该由市场提供。某些医疗服务不具备完全的排他性或竞争性，或虽然具有排他性和竞争性，但却具有巨大的外部性，无法完全由私人提供。对于具有准公共物品性质的医疗服务，市场无法完全提供，而政府没有必要全部提供，因此可以由政府和市场进行合作来提供，即 PPP。政府和市场的合作是在明确政府和市场责任归属的前提下，实现效率和公平的统一。

3.3.3 适用 PPP 的医疗服务领域和政府的投入责任

在医疗服务领域，制度经济学的基本原理引申出了对有利于产品和服务生产的制度类型设计更细化和更有用的研究——按照可竞争性和可计量性分析产品和服务属性。可竞争性商品的特点是进入和退出市场的壁垒都很低，而不可竞争性商品拥有着较高的壁垒，比如沉没成本、市场垄断力、地理优势和资产专用性等。医疗服务领域最常见的专用资产就是专业知识和声誉。一旦现有经营者投入了经营活动，产生了专业知识或是获得了消费者的信任，他们会期望建立高壁垒以阻止其他潜在经营者的进入。医疗服务的可计量性指的是产品或服务的投入、流程、产出和结果能够被测量和计算，由于医疗服务行业高度的信息不对称，很难精确计量医疗服务的产出和结果。

按照可竞争性和可计量性由低到高的顺序，可以在更细化地分类医疗服务的基础上找到不同医疗服务的供给责任归属。如表 3-1 和表 3-2 所示，表格的左上角部分，即中高竞争性和中高计量性的商品和服务，如易耗药品的生产和初级检测服务等，其生产和销售应该交给市场；表格的右下角部分，即中低竞争性和中低计量性的商品和服务，如公共卫生干预活动等，其生产和销售应由政府负责；表格中间部分相关商品和服务的投入和产出可以由政府部门选择适合的社会部门进行生产，政府设计恰当的合同安排来进行购买，即可以进行 PPP 合作。

表 3 - 1　　　　　　医疗卫生部门投入的生产属性（要素市场）

生产属性	可竞争性：高	可竞争性：中	可竞争性：低
可计量性：高	易耗品的生产； 药品和设备的零售； 无特殊技能的劳动力	设备的生产； 药品和设备的批发； 小股本机构（诊所和检测中心）	制药公司； 高科技； 大资本机构
可计量性：中	——	受过基本培训、有技能的劳动力	研发活动、专业知识； 高等教育、高技能人才
可计量性：低	——	——	——

注："——"代表无内容。

表 3 - 2　　　　　　医疗卫生部门产出的生产属性（产品市场）

生产属性	可竞争性：高	可竞争性：中	可竞争性：低
可计量性：高	——	——	——
可计量性：中	非诊疗活动：管理支持、盥洗和餐饮；常规检测	临床干预； 高科技检测	——
可计量性：低	不需住院的护理：用药、护士护理、牙科	公共卫生干预； 部门间相关支持活动； 住院护理	政策制定； 监控和评价

注："——"代表无内容。

医疗产品和服务的可竞争性和可计量性不是静止不变的，两个特性都会受到系统环境因素的影响。这些环境因素包括政府的管理方式、市场环境和支付机制等方面。管理方式的变化会在很大程度上改变医疗服务产品和服务的这两个属性的涵盖范围。同时，有效的市场环境也能够促使更加有效地分配资源，影响竞争环境的监管或者合同政策能够在很大程度上改变医疗产品和服务的可竞争性。同样地，增加医疗服务优质信息的可获得性能够减少信息的不对称，进而影响医疗服务和产品的可竞争性。支付机制与政府的管理方式和投入政策相关，也会在很大程度上影响医疗产品和服务的两个属性。

在识别医疗服务需求的基础上，政府可以按照可竞争性和可计量性来区分医疗服务行业哪些产品和服务能够市场化，哪些领域必须政府提供，中间哪些领域可以采用 PPP 的模式，即界定 PPP 的应用范围。除此之外，在选择医疗服务 PPP 的适用领域上，还必须要考虑整体社会的价值观、当地的人口结构等社会因素。比如，在有些人口分散的地区，以政府提供为主更加适合达到特定的健康目标，而在某些市场经济更加发达的地区，社会资本提供能够有更快的病患反应速度、更灵活的体制和更少的官僚化运作。在可以使用 PPP 的医疗服务领域选择具体的合作范围时，政府方的经验和社会资本的能力是重要的考虑因素，政府对医疗服务项目的管理能力和经验越充足、社会资本方对医院的经营管理越熟悉，越有利于进行更复杂医疗领域的合作，如诊疗活动，反之则应选择相对简单的合作范围，比如医院的设备维护、盥洗等非诊疗服务。

可以运用 PPP 的医疗服务领域范围决定了政府投入的责任边界。医疗服务 PPP 的政府投入责任，与政府的一般卫生投入不同，指的是政府作为合同一方约定的出资义务。根据 PPP 合同的约定，社会方按照合同要求的服务标准提供建设、维护和运营等服务，政府方按照合同要求对社会方进行考核并对其提供的服务支付相应的价款。通过 PPP，政府的角色从出资和供给转变为仅仅出资。这一角色的转变使得政府可以将精力集中于思考需要哪些医疗服务、需要投入多少成本，而把实际运营的细节交给社会部门去操心，可以令政府在一个有序的、有条不紊的状态下承担起自己的角色。

在 PPP 中，政府是一类特殊的主体，它既是合同的参与者，又是一般的社会管理者；既是一个民事主体，又是一个行政主体。也就是说，政府作为 PPP 的一方具有合同约定的投入责任，但同时，由于政府身份的特殊，它还负有高于合同本身的政策制定和宏观调控等国家赋予的职能。在医疗服务 PPP 中，政府作为管理者发挥引导合同方向、调节社会部门行为的作用，而这一作用主要是通过政府投入来实现的。

4

我国医疗服务 PPP 的发展现状

医疗服务 PPP 的基本情况是政府投入分析的起点。因此，本章介绍我国医疗服务 PPP 的探索历程和实践中的典型案例，以及面临的主要问题。

4.1

我国医疗服务 PPP 的探索历程

我国政府将 PPP 定义为"政府和社会资本合作模式"。按照财政部的说法，"政府和社会资本合作模式是在基础设施及公共服务领域建立的一种长期合作关系。通常模式是由社会资本承担设计、建设、运营、维护基础设施的大部分工作，并通过'使用者付费'及必要的'政府付费'获得合理投资回报；政府部门负责基础设施及公共服务价格和质量监管，以保证公共利益最大化。"发改委认为，"政府和社会资本合作（PPP）模式是指政府为增强公共产品和服务供给能力、提高供给效率，通过特许经营、购买服务、股权合作等方式，与社会资本建立的利益共享、风险分担及长期合作关系。"

从上述定义可以看出，我国将 PPP 翻译为"政府和社会资本合作"，赋予了 PPP 新的内涵。与国外将 Public 指代所有公共部门不同，我国的第一个"P"指政府，意味着 PPP 需要政府在其中发挥作用；第二个"P"，我国将其称作社会资本，这与我国的特殊国情相适应，国外相关概念中提及的 Private 指私人资本，而我国的"社会资本"既包括民营资本，也包括国有资本，是与政府相对应的非政府预算的社会资金，同时，社会资本也蕴含着社会责任的意思，因为其参与的领域是有社会影响的公共领域。

4.1.1 我国医疗服务市场概况

中国是全球最大的医疗服务市场之一。中国医疗总开支已从 1978 年的人民币 110 亿元（约占国内生产总值的 3%）增至 2013 年的人民币 31669 亿元（约占国内生产总值的 5.57%），在全球 12 个国内生产总值最大的国家中增长最快。根据中国国家统计局的资料，中国 65 岁或以上人口的比例已从 2000 年的约 7.0% 增至 2012 年的 9.4%。中国已正式步入老龄化社会。除此之外，饮食结构的变化、运动的减少、污染及吸烟率高居不下等因素，使中国从一个主要遭受感染性疾病影响的国家转变为主要遭受慢性病影响的国家。例如，患糖尿病的人数已从 2001 年的 4700 万增加到 2010 年的 9200 万，截至 2012 年，5 名成年人中至少一名患有慢性病，如高血压、糖尿病、高血脂等。老龄化、慢性病率的增加、城市化的进程加快将导致中国国民对医疗服务产生越来越强烈的需求。

尽管中国的医疗总开支增长相对较快，但根据世界卫生组织的统计，中国的医疗服务开支仍然处于较低的水平（见图 1-1 和图 4-1）：2013 年，我国的医疗卫生总支出仅占 GDP 的 5.4%，且人均卫生支出仅为 322 美元，远远低于美国、日本等发达国家水平，在 12 个国家中排名倒数第二。与发达国家相比，我国的医疗服务市场有着巨大的增长潜力。

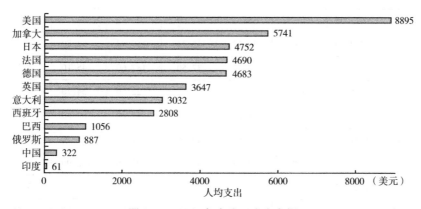

图 4-1 2013 年人均卫生支出额

数据来源：世界卫生组织。

然而，与我国医疗费用总开支呈现逐年增长的走势不同，我国政府支出在卫生总费用中的占比却呈现了先从高到低、再从低到高的变化，如表 4 - 1 所示。

表 4 - 1　　　　　　　　我国卫生总费用情况

年份	卫生总费用（亿元）	政府支出占卫生总费用比重（%）	社会支出占卫生总费用比重（%）	个人支出占卫生总费用比重（%）	人均卫生费用（元）		卫生总费用占 GDP 比重（%）
					城市	农村	
1978	110.21	32.16	47.41	20.43	—	—	3.02
1979	126.19	32.21	47.45	20.34	—	—	3.11
1980	143.23	36.24	42.57	21.19	—	—	3.15
1981	160.12	37.27	38.99	23.74	—	—	3.27
1982	177.53	38.86	39.49	21.65	—	—	3.33
1983	207.42	37.43	31.12	31.45	—	—	3.48
1984	242.07	36.96	30.41	32.64	—	—	3.36
1985	279.00	38.58	32.96	28.46	—	—	3.09
1986	315.90	38.69	34.93	26.38	—	—	3.07
1987	379.58	33.53	36.16	30.31	—	—	3.15
1988	488.04	29.79	38.93	31.28	—	—	3.24
1989	615.50	27.27	38.64	34.09	—	—	3.62
1990	747.39	25.06	39.22	35.73	158.80	38.80	4.00
1991	893.49	22.84	39.67	37.50	187.60	45.10	4.10
1992	1096.86	20.84	39.34	39.81	222.00	54.70	4.07
1993	1377.78	19.75	38.09	42.17	268.60	67.60	3.90
1994	1761.24	19.43	36.62	43.95	332.60	86.30	3.65
1995	2155.13	17.97	35.63	46.40	401.30	112.90	3.54
1996	2709.42	17.04	32.32	50.64	467.40	150.70	3.81
1997	3196.71	16.38	30.78	52.84	537.80	177.90	4.05
1998	3678.72	16.04	29.11	54.85	625.90	194.60	4.36

续表

年份	卫生总费用（亿元）	政府支出占卫生总费用比重（%）	社会支出占卫生总费用比重（%）	个人支出占卫生总费用比重（%）	人均卫生费用（元）		卫生总费用占GDP比重（%）
					城市	农村	
1999	4047.50	15.84	28.31	55.85	702.00	203.20	4.51
2000	4586.63	15.47	25.55	58.98	813.74	214.65	4.62
2001	5025.93	15.93	24.10	59.97	841.20	244.77	4.58
2002	5790.03	15.69	26.59	57.72	987.07	259.33	4.81
2003	6584.10	16.96	27.16	55.87	1108.91	274.67	4.85
2004	7590.29	17.04	29.32	53.64	1261.93	301.61	4.75
2005	8659.91	17.93	29.87	52.21	1126.36	315.83	4.68
2006	9843.34	18.07	32.62	49.31	1248.30	361.89	4.55
2007	11573.97	22.31	33.64	44.05	1516.29	358.11	4.35
2008	14535.40	24.73	34.85	40.42	1861.76	455.19	4.63
2009	17541.92	27.46	35.08	37.46	2176.63	561.99	5.15
2010	19980.39	28.69	36.02	35.29	2315.48	666.30	4.98
2011	24345.91	30.66	34.57	34.77	2697.48	879.44	5.15
2012	28119.00	29.99	35.67	34.34	2999.28	1064.83	5.41
2013	31668.95	30.14	35.98	33.88	3234.12	1274.44	5.57
2014	35312.40	29.96	38.05	31.99	2581.66		5.48

注："—"代表数据缺失。

数据来源：中国国家统计局。

根据表 4-1，可以看到，从 1978 年改革开放初期到 1987 年的 10 年时间里，我国政府在卫生事业中的支出比重持续保持在 32.16% 以上，自 1987 年逐年下降，到 2000 年达到了历史上的最低点，政府支出占卫生总费用的比重仅 15.47%，与此同时，个人支出在卫生总费用中所占的比重在 2000 年达到了 58.98%，2001 年达到了 59.97%，接近 60%。这段时间，政府支出在卫生总费用中所占比重的持续减少，是源于我国当时简政放权的改革，为了减轻财政负担，增加居民个人负担能力。然而，财政拨款的减少虽然一定程度上减轻了政府的资金压力，却带来了一个沉重的问题——以药养医。居民负担的加重带来了许多社会问题，于是政府开始提高支出比重，到了 2014 年，政府支出、社会支出和个人支出在卫生总费用中所占的比重大致相同。

计划经济时代，我国公立医疗机构的人员开支、主要设备购置和维护及住房等社会福利方面的开支全部由政府支付，医疗服务收费低或者免费。2000 年开始，财政部和卫生部要求病患和政府应该共同承担医疗服务费用。政府预算支持用于支付医疗服务收入和药品销售收入以外的开支。至此，公立医院开始自负盈亏，政府对公立医院的投入大概只占医院总支出的 10%，其余的经费需要医院自筹。公立医院为了生存必须增加医疗收入，然而医院却无权根据实际服务的成本定价。为了使更多的人获得基本医疗服务，政府实行"国家基本药物定价策略"，即纳入基本药物目录的药品必须按照政府设置的指导价格定价①。例如，在药品采购方面，必须不得高于政府的招标价或者地方的价格上限；在药品销售方面，医疗机构利润率不得超过 15% 等。同时，政府对非营利性医院的医疗服务收费标准也实行价格限制，即医生的挂号费、诊疗费等都有固定的价格标准②。

一方面是政府预算的减少，另一方面是对运营收入的限制（药品加成和服务收费限制），这种机制造成了市场扭曲：医疗机构不太重视低利润、低技术含量的服务，而是着重增加对高利润药品和高技术服务的需求，而制药企业也没有动力生产基本药物，从而导致医疗服务总成本的增长。据一项关于抗生素降价前后对比的研究显示，尽管管制类的抗生素的支出有所下降（6% ~7%），但抗生素的总体支出却上升了（3% ~18%）。最有可能的解释是，支出没有减少是因为医疗机构在开具处方时，用非价格管制类药品替代了管制类药品。总体而言，医疗服务为亏损项目，而药品销售为盈利项目，我国药品销售收入占医院总收入的 40% 以上（见表 4 - 2），远高于大多数 OECD 国家的水平（15% ~25%）。

---

① 根据发改委、国家卫生计生委、财政部、食品药品监督管理局等部门制定的《推进药品价格改革的意见》，自 2015 年 6 月 1 日起，除麻醉药品和第一类精神药品外，取消原政府制定的药品价格。

② 2014 年 4 月 9 日，国家发改委、卫生计生委、人力资源社会保障部联合发布《关于非公立医疗机构医疗服务实行市场调节价有关问题的通知》，放开非公立医疗机构的医疗服务价格。

表 4 - 2　　　　　　　　　我国综合医院的收入情况　　　　　　金额单位：万元

指标名称	2005 年	2010 年	2011 年	2012 年	2013 年	2014 年
机构数（个）	4884.0	4748.0	4712.0	4678.0	4681.0	4676.0
平均每所医院总收入	5575.6	13906.1	16916.5	20566.3	23765.1	27341.1
其中：医疗收入（包括门诊收入和住院收入）	5069.3	12693.0	15336.3	18633.1	21586.4	24860.6
门诊收入	1946.9	4309.7	5149.9	6117.3	7040.8	8123.9
门诊内：药品收入	1013.4	2183.6	2556.3	3011.7	3372.7	3816.9
住院收入	3122.4	8383.3	10186.5	12515.8	14545.6	16736.7
住院内：药品收入	1370.2	3641.3	4261.0	5127.6	5704.0	6371.0
财政补助收入	333.3	997.8	1313.2	1527.7	1691.4	1911.0

数据来源：《中国卫生和计划生育统计年鉴 2015》。

　　除了政府预算减少和医疗定价扭曲以外，对医生的激励机制也是助推"看病贵"的原因。在成本增长和收入限制的双重压力下，为了实现医院的运营，许多医院的管理者将医生的绩效与科室的盈利挂钩，而不考虑医生的勤勉程度、患者的满意程度等指标，造成部分医生为了完成考核任务过度医疗，再加上医生有权决定患者使用的药物，给药厂寻租带来了空间，最终药厂将这部分租金通过药价转嫁给患者，进一步增加了患者的负担。

　　我国医疗服务市场面临的另一个主要问题是医疗资源分配的不均衡：城乡不均和城市之间不均、大医院和小医院不均、公立机构和私立机构实力不均是我国医疗服务市场资源分配不均的体现。目前，中国医疗服务供应商主要由医院、初级保健诊所以及其他医疗机构组成，其中，医院发挥最重要的作用。据统计年鉴数据显示，2014 年，中国大约有 25860 家医院，这些医院大多位于大城市，根据卫生计生委建立的等级制度，大部分医院归类为一级、二级或三级医院：一级医院指的是社区或乡镇医院，病床数少于 100 张；二级医院的级别属于市县级，床位数少于 500 张；三级医院是规模最大的省级以上医院，拥有超过 500 张病床，其中，各级医院经过技术力量、管理水平、科研能力等评分，又分为甲、乙、丙三等，三级医院增设特等。三级特等和三级甲等是等级医院中最具权威的医院，拥有最好的医生和技术，可以实施复杂的医学实验，也支持教学和研究。政府根据医院的级别制定收费标准，三级医院收费最高。其他小型的乡村医院往往缺乏最基本的设备和人员。

根据表4-3至表4-7，我们看到，城市每千人床位数是农村的2倍以上，个别地区甚至达到了4倍；在每千人医疗人员的分配上，北京和上海等经济发达、优质医疗资源集中的地区远远高于我国其他地区。由于资源分配的不均，大部分的患者，即使是病情轻微，仍然愿意选择大医院寻求治疗，这就造成了我国大医院一病难看的现象。

表4-3　　　全国各医疗机构机构数和诊疗量

医疗机构类型	机构数（个） 2015年 5月底	诊疗人次数（万人次） 2014年 1~5月	诊疗人次数（万人次） 2015年 1~5月	诊疗人次增长（%）
医疗卫生机构合计	986693	302119.6	311118.6	3.0
一、医院	26479	115292.7	121523.8	5.4
按经济类型分：				
公立医院	13326	103292.0	108336.4	4.9
民营医院	12153	12000.6	13187.4	9.9
按医院等级分：				
三级医院	2002	52473.9	57709.1	10.0
二级医院	6971	46355.9	47198.3	1.8
一级医院	7308	6974.3	7099.4	1.8
未定级医院	10198	9488.6	9517.0	0.3
二、基层医疗卫生机构	921927	176759.6	179518.2	1.6
社区卫生服务中心（站）	34463	25892.1	27118.5	4.7
政府办	18394	22098.9	23061.7	4.4
乡镇卫生院	36849	40735.2	40935.6	0.5
政府办	36387	40464.0	40624.8	0.4
诊所（医务室）	191731	23320.0	23930.0	2.6
村卫生室	645898	83260.0	83640.0	0.5
三、其他机构	38287	10067.3	10076.6	0.1

数据来源：中国卫生统计信息中心。

表 4 - 4 　　　　　　2007～2013 年我国医疗机构床位数　　　　　单位：张

年份	医疗卫生机构床位数			每千人口医疗卫生机构床位		
	合计	城市	农村	合计	城市	农村
2007	3701076	1831308	1869768	2.83	4.90	2.00
2008	4038707	1963581	2075126	3.05	5.17	2.20
2009	4416612	2126302	2290310	3.32	5.54	2.41
2010	4786831	2302297	2484534	3.58	5.94	2.60
2011	5159889	2475222	2684667	3.84	6.24	2.80
2012	5724775	2733403	2991372	4.24	6.88	3.11
2013	6181891	2948465	3233426	4.55	7.36	3.35

表 4 - 5 　　　　　　我国医疗机构床位数（分地区）　　　　　单位：张

地区	医疗卫生机构床位数			每千人口医疗卫生机构床位		
	合计	城市	农村	合计	城市	农村
北京	104011	101544	2467	4.92	8.15	3.47
天津	57743	50781	6962	3.92	6.16	3.82
河北	303497	115897	187600	4.14	8.72	3.04
山西	172620	84152	88468	4.76	8.49	3.49
内蒙古	120065	57701	62364	4.81	9.30	3.38
辽宁	241860	159056	82804	5.51	6.99	4.22
吉林	133245	66723	66522	4.84	13.43	3.05
黑龙江	189183	114578	74605	4.93	8.43	3.08
上海	114314	111109	3205	4.73	8.15	4.70
江苏	368287	193072	175215	4.64	7.44	3.49
浙江	230056	121919	108137	4.18	7.22	3.44
安徽	235959	110629	125330	3.91	5.65	2.52
福建	156149	68608	87541	4.14	7.21	3.26
江西	174299	65245	109054	3.85	7.05	2.80
山东	489737	200640	289097	5.03	7.07	4.27
河南	429810	172656	257154	4.57	8.44	2.86
湖北	288169	133439	154730	4.97	7.23	3.58
湖南	314090	118137	195953	4.69	8.69	3.39
广东	378367	253548	124819	3.55	7.71	2.28
广西	187216	71404	115812	3.97	5.06	2.89
海南	32100	13671	18429	3.59	6.19	2.68
重庆	147436	81890	65546	4.96	4.58	4.17

续表

地区	医疗卫生机构床位数			每千人口医疗卫生机构床位		
	合计	城市	农村	合计	城市	农村
四川	426635	168428	258207	5.26	6.82	3.88
贵州	166724	50592	116132	4.76	6.96	3.26
云南	210125	56675	153450	4.48	8.90	3.87
西藏	11003	2081	8922	3.53	10.32	3.00
陕西	185139	90961	94178	4.92	6.85	3.58
甘肃	116064	50794	65270	4.49	6.24	3.41
青海	29529	12995	16534	5.11	14.02	3.45
宁夏	31134	21188	9946	4.76	7.66	2.54
新疆	137325	28352	108973	6.06	9.92	5.50

数据来源：中国卫生统计信息中心。

表 4－6   每千人卫生技术人员

（截至 2015 年 5 月底）   单位：人

地区	卫生技术人员		
	合计	城市	农村
北京	15.46	15.88	8.14
天津	8.05	8.67	5.28
河北	4.44	10.28	3.18
山西	5.77	10.87	3.78
内蒙古	6.01	11.74	4.08
辽宁	6.01	7.62	4.14
吉林	5.45	13.14	3.70
黑龙江	5.49	8.62	3.74
上海	10.97	11.13	7.66
江苏	5.63	8.90	3.94
浙江	7.30	10.30	5.69
安徽	3.66	6.28	2.63
福建	5.44	10.21	3.74
江西	3.94	8.13	2.95
山东	6.21	9.05	5.02
河南	4.24	9.34	3.09

续表

地区	卫生技术人员		
	合计	城市	农村
湖北	5.01	7.91	3.78
湖南	4.52	9.42	3.37
广东	6.32	11.78	3.04
广西	4.44	7.56	3.35
海南	5.29	9.82	3.84
重庆	4.23	4.84	3.55
四川	4.68	7.68	3.56
贵州	3.64	7.42	2.87
云南	4.20	9.96	3.27
西藏	3.67	14.29	2.95
陕西	6.04	9.01	4.54
甘肃	4.33	6.76	3.29
青海	5.66	16.44	3.58
宁夏	5.58	9.07	3.11
新疆	6.43	12.88	5.50

数据来源：中国卫生统计信息中心。

表 4-7　　　　　全国各医疗机构病床使用情况

医疗机构类型		病床使用率（%）	
		2014 年 1~5 月	2015 年 1~5 月
医院		90.9	87.9
医院等级	三级医院	102.9	99.6
	二级医院	91.5	87.7
	一级医院	64.0	61.6
社区卫生服务中心		57.9	57.3
乡镇卫生院		66.8	62.1

数据来源：中国卫生统计信息中心。

　　公私医疗机构资源分配不均也是造成我国医疗服务市场看病难的重要原因。按照所有制的不同，中国的医院分为公立医院和民营医院，其中，公立医院占据主导地位，且均为非营利性医疗机构[①]：医院运营床位总数约占总数的90%。公立医院中，约73%为中央和地方政府所有，25%为国有企业所有，2%为军队所有。中国的民营医院规模相对较小。根据卫生部的数据显示，2014年，全国的民营医院共有12546家，占总医院数量的48.5%，但就医院床位数来看，仅占所有医院床位数的16.8%[②]，平均每家医院仅有66.6张床位，并且病床使用率远低于公立医院（见表4-8），2014年公立医院的病床使用率达到92.8%，而民营医院却只有63.1%。在民营医院中，床位在百张以上的综合医院很少，2014年，超过400张以上的中大型综合医院全国只有187家，而公立医院有3504家；达到500张床位的三级综合民营医院全国有129家，而公立医院有2744家。

表4-8　　　　　　　　　　2014年按床位数分组的医院数　　　　　　　单位：个

医院分类	0~49张	50~99张	100~199张	200~299张	300~399张	400~499张	500~799张	800张及以上
公立医院	3153	1839	2365	1455	998	760	1411	1333
民营医院	6814	3668	1390	349	138	58	93	36

数据来源：《中国卫生和计划生育统计年鉴2015》。

不过，由于公立医院不断增长的成本和日益紧张的医疗资源，越来越多的高收入人士选择到民营医院就诊，因此民营医院近些年的发展速度很快：2005年民营医院仅有3220家，占总数的17.2%，而到了2014年，民营医院数量已经达到12546家，占总数的48.5%。其中尤以专科医院的增长最为迅速，比如妇产科、牙科、体检等专门医疗机构。从表4-9中的统计数据来看，虽然民营医院的病床使用率较低，但由于运营效率较高，它们的平均住院日比公立医院要短，2014年公立医院平均住院日为9.8天，

----

① 中国的医疗机构分为营利性和非营利性两类。这些分类拥有不同的注册业务性质，采用不同的财务、税收、定价及会计准则。非营利性医疗机构关注公共利益，医疗服务费用必须在有关政府物价管理部门规定的定价范围内收取（政策指导价），且运营利润不能用于股东分红，只能用于改善服务、引进新技术和开展新项目等内部投资。非营利性医疗机构根据政府机构公布的标准执行财务及会计制度，享受政府的税收减免政策。营利性医疗机构可根据市场管理收取医疗服务费、按照商业企业的市场管理实施财务及会计制度以及向股东分派利润。我国所有的公立医院都是非营利性，而民营医院则包括非营利性和营利性医院两类。

② 数据来源：《中国卫生和计划生育统计年鉴2015》。

而民营医院则只有 8.4 天。

表 4 - 9　2014 年各地区公立和民营医院的病床使用率和平均住院日

地区	病床使用率（％）			平均住院日（日）		
	合计	公立	民营	合计	公立	民营
总计	88.0	92.8	63.1	9.6	9.8	8.4
东部	88.1	92.9	63.4	9.7	9.8	9.1
中部	88.7	92.4	63.6	9.8	10.0	8.1
西部	87.2	93.1	62.1	9.4	9.7	7.8

数据来源：《中国卫生和计划生育统计年鉴 2015》。

由于医院规模的限制和资源、体制、政策等原因，人才通常是民营医院发展的硬伤，多数民营医院呈现人才梯队的哑铃状结构，很多医疗机构复制的速度远远大于人才的增长速度。限制医生自由流动的一个重要原因是我国公立医院的事业单位编制制度，由于事业单位的特殊性质，离开了事业单位就意味着失去了财政供养的"铁饭碗"。而且，在医生的职称评审中，民营医院医生的能力素质会被轻视，通过高级职称评审的概率比公立医院小得多，许多专家担心离开公立医院还可能会面临失去学术地位和业界声誉的风险。

医疗保险方面对于民营医院的区别对待也是民营医院难入主流的重要原因之一。中国的主流医疗服务市场是指国家医疗保险体系支付的医疗服务，相应服务提供机构必须是医保定点医疗机构。所谓定点医疗机构，是指通过劳动保障行政部门资格审定，并经医疗保险经办机构确定，为参加医疗保险的人员提供医疗服务的医疗机构。定点医疗机构有资格接受使用医保卡支付相关费用的病人，并以按项目付费（Fee - for - Service）[①] 的方式与医疗保险经办机构（医疗保险局）进行结算。目前，定点医疗机构包括公立医疗机构和具有一定资质的私营医疗机构，大多数的私营医疗机构

---

① 政府对药品目录及价格、需要提供的医疗服务项目及价格和医疗保险的报销范围及报销比例做出规定，参保人员在就医后只需向医院支付不可报销部分，可以报销的部分由医院向医疗保险管理机构（医保局）申报。医院使用昂贵药品和医疗器械等必须经过医保局批准，医保局有权利对医院的违规操作（过度医疗）拒绝支付。另外，医保局对医院实行总额预算控制，医保局下达每年申报总量，对于超出部分，医保局或者不再支付给医院，或者按一定比例支付。

没有医保资质，只能为自费患者提供服务。

正是由于我国医疗服务市场面临的医疗资源分配不均、公立医疗机构拥挤而私立医疗机构畸形的现状，我国政府意识到必须要进行医疗服务领域的改革，引入社会领域的资金，在分担公立医疗机构压力的同时也能带动私立医疗机构的发展。

于是，为了解决医疗市场面临的"看病贵、看病难"等问题，改善医疗资源配置结构，建立多元化办医格局，2009 年，中央政府发布指导方针，并公布多项政策，鼓励社会资本投资中国医疗服务行业，首次提出允许社会对公立医院进行公私合营改革，并选出 16 个城市作为医改试点地区，并提出具体的改革目标和时间段（见表 4 - 10）。

表 4 - 10　　　　　　　　2009 年医疗改革的主要内容[①]

主要目标	2009 ~ 2011 年	2012 ~ 2014 年	2015 ~ 2020 年
建立全民医疗方案，以满足 95% 人口的基本医疗需求	扩大医疗保险的覆盖范围：城镇职工医保、城镇居民医保、新型农村合作医保	旨在整合城市与农村的保险计划	扩大覆盖范围
建立并执行国家基本药物目录系统	在初级医疗服务层面执行基本药物目录系统；实现基本药物目录中药物的零利润；通过公开招标进行购买	将基本药物目录下的药物增加至 520 种	继续优化基本药物目录
提高专业医疗知识技能，尤其对于初级医疗服务层面	建立社区医疗中心和农村医疗机构，包括县级医院和乡镇诊所	重点增强各个初级医疗服务层面的专业人士的专业知识技能	进一步升级医疗设施
公立医院改革	将公立医院的资金赞助和业务营运分离；降低医院收益对医药销售的依赖	鼓励私人资本投资医疗服务行业	进行大规模私有化或公私合营

2009 年的医疗改革可以说是医疗服务 PPP 历史上的里程碑事件。自此，"社会资本参与公立医院改革"进入了一个新时代。

2012 年，国务院在公布的中国第 12 个五年计划中提到，要在 2015 年前实现民营医院运营床位数量占总运营床位数量 20% 的目标。

2012 年，以北京友谊医院为试点，北京市政府开始推动"医药分开"

---

① 整理自《中共中央国务院关于深化医药卫生体制改革的意见》中发〔2009〕6 号。

改革，取消 15% 的药品加成，建立"医事服务费"制度，即按照医师职级确定患者在门诊的诊疗费。医事服务费纳入医保，患者按医师职级支付 2 元到 60 元不等。2014 年，试点扩充至中、东、西部等 17 个城市的公立医院。对实施医药分开的公立医院，政府给予一定的财政补偿。由以前按人员数量、亏损额进行补偿的方式，转变为按医院工作量、工作绩效、各项指标完成的情况进行相应补偿。

2013 年 10 月 14 日，国务院发布了《关于促进健康服务业发展的若干意见》，第一次将"健康服务业"作为一个单独的概念提出，并提出发展目标是"到 2020 年，健康服务业总规模达到 8 万亿元以上，成为推动经济社会持续发展的重要力量"。这份意见被业内人士给予高度评价。在公立医院改革问题上，意见提到"鼓励企业、慈善机构、基金会、商业保险机构等以出资新建、参与改制、托管、公办民营等多种形式投资医疗服务业。大力支持社会资本举办非营利性医疗机构、提供基本医疗卫生服务。各地要清理取消不合理的规定，加快落实对非公立医疗机构和公立医疗机构在市场准入、社会保险定点、重点专科建设、职称评定、学术地位、等级评审、技术准入等方面同等对待的政策。对出资举办非营利性医疗机构的非公经济主体的上下游产业链项目，优先按相关产业政策给予扶持。鼓励地方加大改革创新力度，在社会办医方面先行先试，国家选择有条件的地区和重点项目作为推进社会办医联系点。引导非公立医疗机构向高水平、规模化方向发展，鼓励发展专业性医院管理集团。"在 2013 年 11 月 9 日召开的十八届三中全会上，关于医疗改革问题，政府提到"鼓励社会办医，优先支持举办非营利性医疗机构。社会资金可直接投向资源稀缺及满足多元需求服务领域，以多种形式参与公立医院改制重组"。

2014 年 4 月 9 日，国家发改委、卫生计生委、人力资源社会保障部联合发布《关于非公立医疗机构医疗服务实行市场调节价有关问题的通知》，放开非公立医疗机构医疗服务价格，鼓励社会办医。

2014 年 5 月，国务院发布《深化医药卫生体制改革 2014 年重点工作任务》，加快公立医院改革，积极推动社会办医。任务提到，"要修订中外合资、合作医疗机构管理暂行办法，减少外资在合资合作医疗机构的持股比例限制。要集中清理不合理规定，加快落实对非公立医疗机构和公立医疗机构在市场准入、社会保险定点、重点专科建设、职称评定、学术地位、等级评审、技术准入、科研立项等方面同等对待的政策。"

2015 年 5 月，国家发展改革委、国家卫生计生委、人力资源社会保障部、工业和信息化部、财政部、商务部、食品药品监管总局制定了《推进药品价格改革的意见》。意见提出："自 2015 年 6 月 1 日起，除麻醉药品和第一类精神药品外，取消原政府制定的药品价格。麻醉、第一类精神药品仍暂时由国家发展改革委实行最高出厂价格和最高零售价格管理。在放开药品价格的同时，必须通过完善药品采购机制、强化医保的控费和监督作用，使药品价格保持在合理范围内。"

除了中央政府出台医疗改革的政策以外，各地地方政府也相继出台了支持医疗改革的政策。以北京为例，在政策方面，作为首批新医改的试点城市，北京市政府一直是最积极推动医疗改革的城市之一。2012 年，北京市政府首次针对社会资本办医发布鼓励政策《关于进一步鼓励和引导社会资本举办医疗机构若干政策》，被业界称为"京 18 条"。主要内容包括：允许社会资本在本市举办各级各类医疗机构，逐步提高社会办医疗机构的比重。本市需要新建医疗机构时，优先安排社会资本进入；当出现多个社会主体同时申请时，可通过公平竞争的方式确定举办主体；鼓励社会资本举办非营利性医疗机构；鼓励社会资本在郊区新城、重点镇和新的大型人口聚居区举办医疗机构；鼓励社会资本举办康复、护理、中医、中西医结合和民族医院；鼓励社会资本举办拥有高新技术和专科优势的医疗机构；鼓励社会资本捐资举办医疗机构或对非营利性医疗机构进行捐赠；支持社会资本参与本市公立医院改制重组。优先选择并支持具有办医经验、社会信誉好的社会资本通过合作、兼并、收购等多种形式，参与本市公立医院改制重组。在改制重组过程中，对于聘用合同未到期、不符合解除条件、由单位单方面解除聘用合同的正式在编人员，可按照相关规定给予经济补偿；社会办非营利性医疗机构可按划拨方式用地，也可以按协议出让或租赁的方式取得用地；社会资本举办康复、护理、中医和民族医等非营利性医疗机构或在医疗资源薄弱地区举办非营利性医疗机构，可按规定申请政府固定资产投资支持；社会办医疗机构与政府办医疗机构实行一视同仁的基本医疗保险政策；社会办医疗机构承担的公共卫生和支农、支边、对口支援、大型活动医疗保障、突发公共卫生事件应急处理等指令性任务，政府以购买服务的方式予以补偿；提供符合条件的基本医疗、康复、护理等服务，按规定享受财政补助政策；社会办医疗机构用水、用电、用气、用热与政府办医疗机构同价；社会办医疗机构提供的医疗服务免征增值税（原营业税）；自用房产、土地免征房产税和城镇土地使用税；获得非营利组织免税资格的、符合有关规定的收入列为企业所得税免税收入；将社会办医疗机构纳入全市医疗卫生职称评定、人才选拔和培训体系，在技术职称评定、继续教育、全科医生培养、住院医师规范化培训、职业技能培训等方面与政府办医疗机构享受同等待遇，鼓励医务人员在政府办和社会办医疗机构间合理流动；社会办医疗机构在科研课题申请、科研成果申报方面享受政府办医疗机构同等待遇，社会办医疗机构可申请成为医学院校的附属医院、教学医院或临床教学基地。各医学类行业学会、学术组织和医疗机构等评审委员会应当安排合理比例的社会办医疗机构医务人员参与。

2017 年 3 月 22 日，北京市政府发布《医药分开综合改革实施方案》，取消公立医院的药品加成、挂号费、诊疗费，设立医事服务费；实施药品阳光采购，在保证药品质量与安全的前提下，向所有药品生产企业公开药品质量指标、全国中标价格，向社会公开医疗机构采购、使用及品种变化信息。北京市医改新政希望通过取消药品加成，建立更加透明的阳光采购和竞争机制，切实降低药品的总体价格。

4.1.2 我国医疗服务 PPP 的产生背景

一直以来，许多发展中国家都认为向民众提供医疗服务、建立医院并设置政府部门对其进行监督和管控是政府义不容辞的责任，而社会部门却一直被视为边缘的、不应该被鼓励的存在，因为以营利为目的的社会部门会倾向于接待那些可以付得起钱的患者，而不会满足穷人或农村地区的需要。这种医疗服务的巨大外部效应使得社会公平和提供某些公共产品的责任落在政府肩上。因此，在很多发展中国家，虽然私人医疗服务占有很大的比重，但是这种私人机构盛行的现象却被看作是政府和医疗系统的失职。即使是在那些不存在这种观念的国家，私人医疗服务也被看作是过渡性质的存在，他们最终会被更广泛和更进步的公共医疗服务所替代。

然而，随着事务的扩张，政府逐渐发现，医疗服务伴随着沉重的管理负担和财政负担，过高的需求和有限的预算导致他们经常达不到自身的卫生建设目标。公共卫生系统的负债和赤字的日益增加，可支配的支出越来越有限，而与此同时，国家却面临着越来越严重的慢性疾病的侵袭，比如心脏病、癌症、糖尿病等。谁应该为贫困人口的医疗服务买单，谁应该决定贫困人口所能够享有的医疗服务成为了亟待解决的问题。慢性病带来的扩张需求增加了卫生系统的负担，同时也给卫生系统的劳动力带来了压力：公共卫生系统正面临着提高医疗质量和服务、适应医疗服务需求、投资昂贵的医疗设施和更新医疗技术的持续压力。公共资金的压力和患者对医疗服务的需求致使公立医院不得不削减成本。政府为了解决这些问题，建立了国家医疗保险制度、缩减了必要基本医疗服务的范围、合并构建医院网络、增加医院的自治权力、减少医院病床数等。但是，由于设施的陈旧，管理经验的缺乏，资金的无效率浪费，许多公立医院仍然不能很好地履行他们的公共卫生职能。同时，市场信息缺失、官僚化带来的低效率、滥用垄断权力等政府失灵的现象也令政府在提供医疗服务时力不从心。

中国也面临着相同的情况：一方面是老龄化社会不断增长的健康需求，另一方面则是政府有限的财力同时又肩负着提高民众各项公共服务水平的压力，经济增速放缓带来了需求增加与投入不足的矛盾。资金的压力和能力的限制使得政府只能不断寻找新的解决方式，他们开始逐渐意识到社会部门在医疗服务领域中的重要性，即如果需要实现特定的国家健康目标就必须要社会部门的参与，政府就必须要同社会部门进行合作：引入社会部门资金和技术的同时分担政府公共部门的风险。同时，越来越多的学者们发现，社会部门在很多高效的医疗系统中扮演重要的角色：社会部门在提供服务和管理上更有效率、在基础设施的投资和设备的更新方面也更加积极、在人才雇佣和奖惩方面也更加符合市场规律，因此引入社会部门市场化的管理机制可以帮助公立医院改善低效率等政府失灵问题。

我国目前的医疗服务 PPP 不同于过去的"甩包袱式"市场化改革，而是强调政府责任的市场化改革，是厘清政府和市场关系基础上的新型医疗服务供给模式。推广运用政府和社会资本合作模式，是近几年我国确定的重大经济改革任务，对于加快新型城镇化建设、提升国家治理能力、构建现代财政制度具有重要意义。开展政府和社会资本合作，有利于拓宽社会资本投资渠道，增强经济增长内生动力；有利于理顺政府与市场关系，加快政府职能转变，充分发挥市场配置资源的决定性作用。

国家政策的放开和鼓励极大地推动了医疗服务 PPP 的发展，全国各地都陆续开始推进医疗服务 PPP 项目。截至 2016 年 12 月 31 日，我国财政部披露的医疗卫生 PPP 项目已经有 492 个，遍布全国各地，涵盖准备阶段、识别阶段和采购阶段，项目合作的类型包括 BOT、TOT（转让—运营—移交）、BOO 等。

4.1.3　医疗服务 PPP 的特殊性

由于医疗服务行业的 PPP 项目涉及生命安全，因此相比于其他行业的 PPP 项目会涉及更多的敏感因素，产生的社会影响也会更加广泛。同公路、水利等行业的 PPP 合同不同，医疗服务行业 PPP 合同的成败还会受到医护人才、患者等因素的影响，这是由医疗服务本身的异质性、不可复制性等特性决定的。具体来说，医疗服务行业的 PPP 有以下三个方面的特殊性。

第一，医生的作用。对于一般行业的 PPP 项目，如交通设施、污水处理等项目，此类项目提供的公共产品或服务是具有同质性和可复制性的，使用者对项目标的的选择很少受到服务提供者是谁的影响。但是，对于医疗服务来说，服务提供者是医生，并且每一位医生提供的服务都具有专业性和异质性，消费者对于项目标的，即医院的选择很多时候是对医生的选择，拥有优质医护人才资源的医疗机构可以吸引更多的患者就医，甚至人满为患，而缺乏优质医护人才资源的医院，仅靠世界一流的硬件设施很可能难以维系。

第二，医疗保险的影响。由于医疗保险的存在，PPP 项目下的医院还会通过与医疗保险金管理部门结算而获得收入，因此项目期内的医疗保险部门也能够发挥监督社会部门行为的作用。值得注意的是，并不是所有的医疗机构都需要或有资格与医疗保险部门进行结算，因此，医疗保险结算资格也会影响相关医院的效益水平，因为参与医疗保险的患者会更倾向于选择可以使用医疗保险进行消费的医疗机构。

第三，非营利医疗机构的存在。卫生经济学认为，非营利医疗机构是为了克服患者在获取服务质量的信息方面受到的限制而建立的。患者获取的服务完全取决于医生的判断，可能会为这种信息的不对称付出高昂的成本，因此才会有非营利医疗机构的出现，它是对契约失灵的一种反应：人们不会担心医疗机构会在自身利益和患者利益之间出现矛盾。由于非营利机构的存在，医疗服务 PPP 的社会部门不能对运营机构的盈余有合法的分配权，也就是说不能通过入股而分红。但是，相比于营利机构，非营利机构往往会享受政府在税收上的优惠政策。

4.2

我国医疗服务 PPP 的典型案例介绍

按照合作领域的不同，医疗服务 PPP 可以有各类服务合同、管理权合同、建设维护和设备合同、经营权出租合同以及各种类型组合的混合合同。服务合同主要是把某一项服务，比如化验服务、餐饮服务等，委托给社会部门经营，相较于公共部门，社会部门在这些服务的经验和技术上更有优势，服务效率和服务质量上也更符合市场规律。管理权合同是政府将公立医院或诊所的决策权转移给社会部门，由后者管理医院（包括所有医院必要职能的制定和医护人员的任命和管理、药品和医疗设备的采购）并提供医疗服务，这种类型的合同可以利用社会部门先进、灵活的公司治理制度和理念使公立医院的运行更有效率。建造维护和设备合同主要由政府在启动新的医疗服务机构时采用。混合合同可能会包含前面的各种服务，比如医院的 IT 系统服务合同和医院的管理权服务合同，再加上医院的翻新和升级服务合同的结合。这其中，最简单和最容易的合作方式是附属服务合同，比如家政服务、餐饮服务、维护服务、安保服务等，风险也最小；而最难的合作方式是核心诊疗服务合同，包括医院的住院和门诊部门服务，由于这种合作方式改变的不仅仅是患者的就医方式和政府的控制方式，而且可能也意味着失去很多医护人员的"铁饭碗"岗位,因此此类合同风险最高;处于中间地带的合作方式是诊所支持服务合同,比如病症分析和放射检查等,风险和难度也都居中。

同世界各国的发展路径类似,我国医疗服务行业也经历了"完全由政府提供—私有化改革—PPP"的演变阶段。完全将公立医疗机构出售给社会资本不属于真正意义上的 PPP,因为政府并没有在其中发挥作用。理性地引入社会资本并对其激励和监督是现代化 PPP 的内涵,我国医疗服务行业在实践中也摸索出了一些 PPP 的方式方法。

4.2.1 附属服务外包模式——北大人民医院信息化升级项目

目前在附属服务外包方面应用 PPP 模式,我国各地的医疗机构已经进行了很多的实践,也已经取得了一些经验。很多大医院都将附属服务外包出去,希望在一定程度上解决资金的问题和管理上的问题。例如,四川大学的华西医院与西门子医疗等合作建立的区域性信息平台、北大人民医院与 IBM 公司合作建立的信息系统等。

成立于 1918 年的北京大学人民医院,是我国自己筹资建设和管理的第一家西医综合医院。经过 90 多年的发展,北大人民医院目前拥有编制床位 1448 张,在职编制内职工 2396 人,有中国工程院士 1 名,5 个北京大学校级研究所,11 个国家级重点医学学科,18 个卫生部临床重点专科,3 个北京市重点学科,是一家设备先进、学科齐全、医教研相结合的三级甲等大型综合医院。①

2006 年,已经面临连续三年亏损的北大人民医院决定引入信息化建设,改善医院的流程管理,医院先后找了安永和中金公司,对医院数据进行梳理,提供咨询,然后聘请 IBM 来实施信息网络建设。从 2006 年开始,医院启动了信息化升级项目,先后完成住院系统升级,医保系统升级,LIS 系统、PACS/RIS 系统升级,手术麻醉系统、门诊医生站、住院电子病历

---

① 数据来自北京大学人民医院网站。

等系统的设计和实施。

2007 年，北大人民医院利用 IBM 的技术，建立了联合区域医疗卫生服务共同体的项目。医疗共同体的想法是把一个区域内所有的医疗机构进行整合，然后按功能分区，这样可以避免把所有的医疗责任和负担都强加给某一个医疗机构，造成资源的分配不均。这种模式可以向患者提供一条简单的服务链，使病人不管到哪一级医疗机构，都可以享受到共同体内医疗机构的服务。如何转诊，如何进行下一步治疗都由共同体的医生一起解决。目前，医疗共同体已经覆盖了北京市西城区 7 个街道社区服务中心，48 个社区服务站，82 万余人，并跨区域扩展到昌平区内的医院和社区。病人可以享受健康管理，预约医生、预约检查，就诊绿色通道、会诊、健康档案共享等便利服务。病人病历的内部及跨机构调动时间从 15 分钟缩短到几分钟，加快了医生对病人的诊断时间。经医疗共同体流程转诊的患者，采用预约医生、预约检查的方式，不需要挂号和候诊就可以直接由人民医院社区服务接待中心工作人员引导至相关诊室就诊。对于参与共同体的病人来说，他们不需要承担额外的费用，免挂号费、免诊疗费。对病人的满意度调查发现，患者的总体满意度达到了 96.8%。

2008 年，北大人民医院希望借力于先进的 ERP 管理系统的实施，来对医院复杂的后勤资源进行高效整合管理、最终实现高效的前台 HIS（医院信息系统）运营与后台的全成本核算同步，以求有效降低医院运营成本。传统的脱离业务的财务信息不能满足管理层对财务信息准确和及时性获取的要求，而先进的 ERP 管理系统是财务业务一体化的资源配置系统，能在这点上提供最优的集成解决方案。为此，根据 IBM 的设计，北大人民医院启动了一套医院资源规划系统——HRP 系统。这套系统通过对前后台业务、财务与物流等进行整合，完成了财务、药品、设备、材料供应等模块的实施，实现了医院一体化与信息化管理。专业化、精细化的管理和财务业务一体化流程，使医院财务状况大为改善，提高了医院服务的终端质量和环节质量，患者满意度得到了大幅提升。通过实施 HRP，在 2010 年，存货的占用资金减少到 65 万元人民币，比 2005 年下降了 74%，节约的营运资金被北大人民医院用于满足各科室部门的资金需求。2009 年，北大人民医院又开始进行 BI 系统（商业智能系统）的建设，成为国内首家开始探索医院商业智能系统的医院。通过业务智能分析，BI 系统通过进行数据仓库的提取、筛选和集中式存储等环节，对所有的数据进行分析，提炼出如利用率、效率、疾病管理、药品收益、医保卡等相关数据，以此来提高医院自身的运营水平，帮助实现财务指标、业务指标和效益指标。

通过对 IT 系统的持续投入和改善，北大人民医院的门诊病人、急诊病人和出院人数都有了显著的增加，平均住院日从 12 天减少到了 9 天。自从 2006 年信息化改革以来，北大人民医院的收入从 2006 年的 11.4 亿元，增长到了 2012 年的 26 亿元，更实现了扭亏为盈，而且，医院的员工收入也比 2006 年增长了 110%，全职高级医师的收入每年能达到 30 万 ~ 40 万元。

4.2.2 经营管理权移交模式——门头沟区医院 IOT 项目

经营管理权移交模式是指政府保留医疗机构的所有权，而将医疗机构的经营管理权移交给社会资本，由社会资本对该机构进行运营，政府按照医疗机构的表现支付相应管理服务费，在合同到期后经营管理权归还政府的模式。采用这种模式的社会资本方必须要对医疗机构的经营和管理有着丰富的经验，北京的凤凰医疗公司就是采用这种方式的典型代表。

（1）北京的医疗服务市场。

作为中国的首都，北京是中国最大且增长最快的医疗市场之一。在中国所有城市中，北京在三级医院数量、病床数量和病人就诊人次方面均排在第一位。这些医院大部分是由北京市政府或区县政府或大型国有企业、军队所有的公立医院。

根据北京市卫生局发布的数据显示（见表 4 - 11）：截至 2014 年末，全市医疗卫生机构数达 10265 家（包含 15 家驻京部队医疗机构），其中，医疗机构 10107 家（含 89 家三级医疗机构、147 家二级医疗机构以及 600 家一级医疗机构），其他卫生机构 158 家。与 2013 年相比，医疗卫生机构增加 109 家，其中，医疗机构增加 108 家［社区卫生服务中心（站）增加 32 家］，其他医疗卫生机构增加 1 家。657 家地方医院，按经济类型分：

公立医院 248 家，民营医院 409 家；按床位数分：100 张床位以下医院 467 家，100～199 张床位医院 65 家，200～499 张床位医院 56 家，500～799 张床位医院 38 家，800 张及以上床位医院 31 家。

表 4-11　　　北京市医疗卫生机构、床位、人员数

机构类型	机构数（个）	编制床位（张）	实有床位（张）	卫生人员（人）	卫技人员（人）	执业（助理）医师（人）	注册护士（人）
总计	10265	113653	109789	304990	242923	89590	106167
一、医院	672	104082	102851	225630	182567	62347	88636
公立医院	263	84858	89004	189708	157214	53024	77342
民营医院	409	19224	20785	35922	25353	9323	11294
医院分级别：三级医院	88	59987	58518	148947	124727	40908	63396
二级医院	128	27142	26229	49680	38833	13647	17867
一级医院	394	14875	15570	23273	16465	6881	6363
医院分类别：综合医院	328	63209	62500	155952	129659	43908	65064
中医医院	178	19176	18780	32042	25359	10249	9829
专科医院	160	21597	21471	37578	27511	8175	13728
二、基层医疗卫生机构	9358	6518	4515	59386	46568	22986	14186
社区卫生服务中心（站）	1958	6518	4515	30676	25561	11276	7500
门诊部	1016	—	—	13547	10884	5393	3717
诊所、卫生所、医务室	3523	—	—	11496	9862	6080	2945
村卫生室	2861	—	—	3667	261	237	24
三、专业公共卫生机构	120	3053	2423	14843	11238	3781	3158
急救中心（站）	14	—	—	1669	890	457	300
采供血机构	7	—	—	884	585	36	326
妇幼保健院（所、站）	19	2389	1939	6153	5000	1877	2135
专科疾病防治院（所、站）	27	664	484	905	588	199	247
疾病预防控制中心	32	—	—	3929	2964	1204	145
卫生监督所（中心）	18	—	—	1285	1197	—	—
健康教育所（站、中心）	1	—	—	—	—	—	—
其他专业公共卫生机构	2	—	—	18	14	8	5

续表

机构类型	机构数（个）	编制床位（张）	实有床位（张）	卫生人员（人）	卫技人员（人）	执业（助理）医师（人）	注册护士（人）
四、其他机构	115	—	—	5131	2550	476	187
疗养院	1	—	—	—	—	—	—
医学科学研究机构	28	—	—	3190	1681	199	11
医学在职培训机构	9	—	—	235	29	3	13
临床检验中心（所、站）	16	—	—	644	354	27	4
其他	61	—	—	1062	486	247	159

注："—"表示数据缺失或无数据。

数据来源：北京市卫生局。

根据表 4 - 12，2014 年北京市医疗机构（含诊所、医务室和村卫生室，含驻京部队医疗机构）诊疗人次数达 22967.1 万人次，出院人数达 322.1 万人次（含驻京部队医疗机构）。通过图 4 - 2 可以看出，与 2013 年相比，2014 年北京市医疗机构总诊疗人次数增加了 1084.6 万人次，增长 5.0%。

表 4 - 12　　　　　北京市医疗机构医疗服务工作量　　　　单位：万人次

机构类型		总诊疗人次数	出院人数
医疗机构合计		22967.1	322.1
医院		15751.0	308.5
公立医院		14333.9	279.7
民营医院		1417.0	28.9
医院分级别	三级医院	11058.2	243.2
	二级医院	3385.4	49.9
	一级医院	1126.0	12.6
医院分类别	综合医院	10636.6	228.9
	中医医院	3466.8	31.1
	专科医院	1647.5	48.5
社区卫生服务中心（站）		4857.0	2.3

数据来源：北京市卫生局。

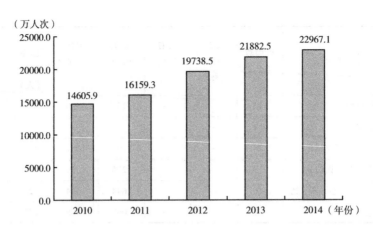

图 4 - 2 2010 ~ 2014 年北京市医疗机构总诊疗人次

数据来源：北京市卫生局。

（2）社会资本方凤凰医疗公司的背景。

凤凰医疗公司成立于 1988 年，最早是一家以创伤治疗为特色的小诊所。当时中国刚刚放开私人开办医疗机构的政策，这家小诊所得以迅速发展，几年时间就成为一家床位达到 300 张的二级综合医院，并在 1993 年获得了卫生部全国"百佳医院"的称号。

1998 年，随着国企改制的大浪潮席卷全国，大批的企业破产倒闭，众多的企业附属医院因此失去资金来源。已经积累了 10 年医院管理经验的凤凰医疗公司决定收购濒临破产的公立医院，进军全国。同年，凤凰医疗公司出资 2100 万元收购了大连钢铁厂职工医院，并投资 2000 多万元进行技术更新和管理改革，将医院更名为"大连新世纪医院"。引入了投资资金和管理经验后，大连新世纪医院转危为安，逐步发展为一家拥有 300 张床位的二级甲等综合医院。大连新世纪医院的改制成为中国最早的企业医院改制成功案例之一。

2000 年，凤凰医疗公司决定转战中国医疗资源和医疗需求最密集的北京，开始参与北京建筑工人医院的改制。成立于 1953 年的北京建筑工人医院隶属于北京建工集团，是一所老牌职工医院，也是北京市第一家改制医院。与北京建工集团达成协议后，凤凰医疗公司投资 5280 万元以换取医院

66%的股权①，随后，医院更名为北京健宫医院，注册性质变更为营利性医院。经营权交接后，凤凰医疗公司开始从医疗技术、服务质量、财务管理、物资管理、医院文化等方面对健宫医院实施全面改造。通过引入现代化的医院管理理念和管理方法，2003 年，健宫医院成为北京市首家通过 ISO 认证的医院。2004 年，健宫医院与人民医院、友谊医院、协和医院等一起成为北京 16 所医疗保险 A 类定点医院②，而健宫医院是这 16 家医院中唯一一家营利性医疗机构。2005 年，健宫医院从美国引进先进设备，并成立心脏中心，其心血管介入技术跻身国内先进水平。在其后的不断发展中，健宫医院通过其"三级医院的水平，二级医院的收费"的经营策略吸引患者，诊疗量从 2000 年的不足 5 万人次，增加到 2013 年的近 61 万人次；年收入从 2000 年的 4000 万元，增长到 2013 年的 4.7 亿元，成为北京市最大的营利性医院之一。2010 年，健宫医院通过 JCI （国际联合委员会）③ 医院认证，成为中国第八家、北京第三家获得该认证的民营医院。

2005 年，凤凰医疗公司联合中信信托投资公司合作参与了中国石化集团北京燕山化工有限公司职工医院的改制，双方合计投资 7600 万元，医院

---

① 2009 年、2011 年、2012 年的三次投资后，凤凰目前持有健宫医院 80% 的股权。

② 按定点医疗机构级别，根据其医疗保险管理及医疗费用发生情况分别划分为 A、B、C 三类。将管理规范、收费合理、医疗服务优良的定点医疗机构确定为 A 类，而把各项费用指标完成情况及管理工作较差的定点医疗机构确定为 C 类。截至 2014 年，北京市共有 19 家医疗保险 A 类定点医院，分别是协和医院、同仁医院、宣武医院、友谊医院、北京大学第一医院、北京大学人民医院、北京大学第三医院、积水潭医院、广安门医院、朝阳医院、中日友好医院、首钢医院、北京中医医院、天坛医院、世纪坛医院、健宫医院、房山区良乡医院、大兴区人民医院、石景山医院。

③ JCI 是国际医疗卫生机构认证联合委员会（Joint Commission on Accreditation of Healthcare Organizations，简称 JCAHO）用于对美国以外的医疗机构进行认证的附属机构。JCI 由医疗、护理、行政管理和公共政策等方面的国际专家组成，他们分别来自西欧、中东、拉丁美洲及中美洲、亚太地区、北美、中欧、东欧以及非洲。JCI 标准涵盖 368 个标准（其中，200 个核心标准，168 个非核心标准），每个标准之下又包含几个衡量要素，共有 1033 小项。截至 2013 年 3 月 7 日，中国共有 23 家医院通过了 JCI 认证，分别是：广州祈福医院、北京和睦家医院、浙江大学附属邵逸夫医院、上海和睦家医院、天津泰达国际心血管病医院、复旦大学附属华山医院、北京燕化医院、北京市健宫医院、南京华世佳宝妇产医院、河南省洛阳正骨医院、上海儿童医学中心、西宁青海红十字医院、深圳和美妇儿医院、天津河西医院、成都安琪儿妇产医院、郑州人民医院、乌海市妇幼保健院、广州市妇女儿童医疗中心、南京医科大学附属友谊整形外科医院、湖南省儿童医院、浙江大学医学院附属第一医院、浙江大学医学院附属第二医院、上海天坛医院肿瘤生物治疗中心。

名称变更为"北京燕化凤凰医院",医院性质变更为营利性医院。2008 年,医院恢复为非营利性医院,并重新启用"北京燕化医院"这个名称。燕化医院是国内第一家彻底改制的三级国有企业医院。通过标准化的运营管理和效率战略,2009 年,燕化医院实现收入 3.1 亿元,相比于改制前的 1 亿元增长了 210%。2010 年,燕化医院成为中国第七家、北京第一家通过 JCI 认证的三级综合医院。

(3)IOT 管理模式。

2009 年,新医改出台,北京市被指定为首批医改试点城市。政府鼓励社会资本投资医疗服务行业,参与公立医院改革,目标在 2015～2020 年将会进行大规模的私有化或公私合营。凤凰医疗公司开始利用政策的利好环境参与公立医院改革,他们采取的公私合营模式(PPP)被称为 IOT 管理模式。

IOT(Invest - Operate - Transfer),即投资—运营—移交。所谓 IOT 管理模式,是指被托管医院所属的地方政府部门与凤凰医疗公司签订 IOT 协议合同后,凤凰医疗公司承诺对被托管医院做出固定投资①,改善医院的医疗设施和诊疗服务水平,以换取在 19～48 年的期限内管理和营运相关医院的资格,政府允许其按照公立医院的标准向患者收费,同时按照基于医院的业绩表现情况向凤凰医疗支付管理费,同时,凤凰医疗公司获得向托管医院供应药品、医疗器械和医用耗材的权利。若相关协议期满后并未续订或续期,医院所有者,即地方政府将收回管理权。而且,对于某些医院,IOT 协议还规定如果医院经营出现亏损,凤凰医疗公司必须向相关政府部门做出补偿以保证医院的收支平衡。这种 IOT 模式对于政府来说,既不用改变公立医院的所有权结构,又可以通过管理费(或者亏损弥补条款)对社会资本进行约束,形成有力的业绩考核效果,维持公立医院的良性运转和社会稳定。

2010 年,缺乏投资、面临亏损状况的北京市门头沟区医院②成为北京第一家通过 IOT 模式实现改革的国有医院。门头沟区医院与凤凰医疗集团

---

① 分为可偿还投资和不可偿还投资两类。可偿还投资由协议管理的医院在管理期内每年等额向凤凰医疗公司偿还,偿还额包括成本＋利息(利率为 11%)。

② 门头沟区医院是一家由门头沟区政府拥有的二级非营利医院。

合作办医，取消院长行政级别，建立理事会领导下的院长负责制，该理事会实行委任制，政府和社会资本各委任 3 名，年度计划、预算和人事任免等重大决策全部由理事会完成。

2011 年 5 月，门头沟区政府下属的京煤医院集团又与凤凰医疗公司签订了 IOT 协议。京煤医院集团包括京煤医院（门头沟区唯一的三级医院，非营利）、7 家一级医院和 11 家社区诊所。根据协议，凤凰医疗公司向京煤医院集团做出 1.5 亿元的不可偿还投资，用于改造医院基础设施、收购并升级先进的医疗及诊疗机构以及建立资讯科技基础设施，以换取在 2030 年 12 月 31 日之前运营京煤医院集团及按照业绩表现收取年度管理费的权利。此外，针对管理期内产生的亏损，凤凰医疗公司承诺做出补偿以保证京煤医院的收支平衡。2012 年，凤凰医疗公司又利用 IOT 模式与门头沟区中医院达成合作协议。2015 年，凤凰医疗公司分别与北京顺义区政府、河北保定市政府签订医院 IOT 协议。截至 2015 年底，凤凰医疗公司通过 IOT 模式一共管理了 15 家综合医院、1 家中医院、1 家妇幼医院和 42 家社区诊所，这些医院全部为医保定点医疗机构，并且每年均保持盈利。

4.2.3　特许经营模式——安贞国际医院项目

特许经营是指经授权的政府办公立医院（"特许方"）依规将公立医院品牌、商标、专利等无形资产以及技术、服务、管理等以特许经营协议的形式提供给社会资本举办的医疗机构（"被特许方"）使用，被特许方按照特许经营协议约定，在特定的期限内以统一的经营、管理方式和服务流程向社会提供健康服务，并向特许方支付特许经营费用的活动。

2014 年 10 月，由 28 部门联合制定的《北京市人民政府关于促进健康服务业发展的实施意见》，首次提出允许公立医院以特许经营的方式与社会资本开展合作。2016 年 3 月，北京市卫生和计划生育委员会、北京市财政局联合发布《北京市公立医院特许经营管理指南》（以下简称《指南》），进一步规范了公立医院的特许经营行为。《指南》提出要求：特许方在取得本级卫生计生部门和财政部门同意并授权的前提下，方可与被特许方签署特许经营协议。避免了公立医院在未经过政府监督的情况下擅自出现以特许经营名义外包科室用于营利的行为。在收益分配上，《指南》将特许经营收益分为两部分：第一部分是被特许方使用品牌应向特许方缴纳的相对固定费用（品牌费）；第二部分是由于被特许方经营收益增加或专业领域的影响及社会形象的提升，根据协议约定由被特许方向特许方缴纳的费用（管理费）。原则上，特许经营收益由公立医院与被特许方共同商议，并需按规定程序取得主管政府部门的核准。在特许经营期间，授权特许方派出到被特许方的管理和技术专家及人员的待遇、奖励等不包括在特许经营收益中，其标准由双方商定。待遇及奖励原则上不低于授权特许方原有医院的同级别待遇和奖励水平。卫生计生部门、财政部门、市医院管理局按照职责分工，对特许经营费用商定过程给予指导、监督。同时，为了避免特许经营双方私分利益，损害公立医院的经营目标，《指南》要求，公立医院通过特许经营开展医疗服务获得的收益，应按照公立医院隶属关系，根据现行预算管理制度规定上缴同级财政。

安贞国际医院是北京市采用特许经营方式引入社会资本合作办医的试点，新院位于东坝，是朝阳区规划的 17 块医疗卫生用地之一，也是北京市拟规划的第四使馆区和东坝商贸区所在地。安贞医院声称，面积相当于安贞医院本部的安贞国际医院，计划投资 30 亿元，按照美国 JCI 和卫健委三级医院标准，建成拥有 800 张病床、满足从基本到高端各类医疗需求的非营利性综合医院，并计划于 2018 年正式营业。该院仍将以心血管病为核心，设立妇女儿童、脑血管病、综合内科、综合外科以及急诊抢救中心，并设置 20 个手术室、20 个导管室。

该项目的社会资本方是财政部出资成立的以处理不良资产为主要业务的四大资产管理公司之一的"中国东方资产管理公司"，并没有医院建设和管理的相关经验。项目的所有投资均由社会资本完成，安贞医院不出资、不占股，但被特许方在新医院中可以使用"安贞"的品牌、技术力量和服务标准。安贞医院会派管理团队进驻国际医院，按照"特许"项目和服务收取一定的费用，同时争取国际医院的管理权和重大决策"一票否决权"。安贞医院所收取的特许经营费用在北京市卫生计生委和北京市发展规划处等部门的监督下进行，并且会先上交到北京市财政，再由北京市财政按照一定标准拨付给安贞医院。

4.3

我国医疗服务 **PPP** 的发展困境

我国目前的公立医院改革实践仍然主要停留在大医院的附属服务外包、或者小城市亏损医院的改造层面。对于具有全国性质的大型三甲医院，社会资本仍然没有进入的机会。虽然自 2009 年以后，社会资本对医疗服务领域的热情暴涨，但仍然以建立专科医院、布局养老机构、投资地方或地区亏损医院为主。但能看到，私人医院正在从专科医院向综合医院转移，并且在选择公立医院时会倾向于有医保定点资格的综合医院，因为医保资质意味着更多的患者，进入综合医院也意味着进入主流医疗服务市场。与新建医疗机构的方式并行，参与现有公立医院的改革，成为了社会资本乐于选择的切入方式之一。相对于新建医院面临的投资大、回收期长、风险高等特点，现有公立医院无论从收入情况、病源量还是规模等方面，都已经积累了相对稳定的存量和经验，社会资本投资者投资以后，可以快速展开经营活动，也能够更快地收回投资。不同经营模式下医疗机构的政策对比及关键指标对比分别如表 4 – 13、表 4 – 14 所示。

表 4 –13　　　　　不同经营模式的医疗机构的政策对比

医疗机构经营模式	差异化服务政策	定价政策	税收政策
独资公立	基础医疗服务；特需服务不超过 10%	基础医疗服务按医疗保险事务管理中心定价收费；部分试点的公立医院实行"医事服务费"制度；特需服务接受监管部门指导定价	免增值税（原营业税）和企业所得税
公立医院托管	基础医疗服务；特需服务不超过 10%	基础医疗服务按国家标准定价；特需服务可自主定价	医疗机构免营业税和企业所得税；托管机构需缴纳企业所得税
公立医院租赁	基础医疗服务；特需服务不超过 10%	基础医疗服务按医疗保险事务管理中心定价收费；特需服务接受监管部门指导定价	私立医疗机构免增值税（原营业税），需缴纳企业所得税

续表

医疗机构经营模式	差异化服务政策	定价政策	税收政策
公私合建医院	不受限制	民营医院（营利性和非营利性）均可对医疗服务自主定价	非营利性医院免增值税（原营业税）和企业所得税；营利性医院免增值税（原营业税），需缴纳企业所得税

表 4－14　　　　　不同经营模式的医疗机构的关键指标对比

机构模式	政府控制程度	市场化程度	剩余索取权实现程度	管理者问责程度	保障社会功能程度
独资公立医院	高	低	低	低	高
公立医院社会托管	中	中	低	中	中
公立医院租用私人床位	高	高	高	中	中
公私合建医院	低	高	高	高	中

结合表 4－13、表 4－14 可以推知，我国医疗服务市场上资源分配的差异和政策的差异导致社会资本对于好的医疗机构改造项目趋之若鹜，许多地区的医疗服务 PPP 项目无人问津，而恰恰这些地区却可能是对医疗服务需求最迫切的地区。再加上我国医疗服务市场发展的状况远未成熟，市场上缺少有运营公共服务医疗机构经验的社会方，中标的许多社会资本资金雄厚，但是根本没有医院的建设和运营经验，这就造成现实中政府部门在推动医疗服务 PPP 项目时出现了落地难、开展难、运营难的局面。

一方面，出现这种状况的原因与国家政策有关，比如前面提到的事业编制政策、医生职称政策、多点执业政策、公私医疗机构的不同身份政策、医疗保险政策等。这些政策的不平等限制了医疗市场资源的自由流动，导致了医疗服务市场各类机构发展的畸形，好的技术资源、人力资源、资本资源都会向少数的大机构聚集，而民营医疗机构由于缺少医护人才、缺乏医保资质，发展艰难，社会资本自然不愿意投入。

另一方面，我国医疗服务 PPP 的发展困境也与政府对医疗服务 PPP 项目的投入体系密不可分。比如，PPP 法律制度的不健全导致社会资本对于政府部门的履约责任不信任，此外，公私双方利益分配的不平等又进一步浇灭了社会资本的参与热情，这就造成了项目的落地难；而某些 PPP 下的社会资本缺乏医疗机构的经营经验、缺少医护人才和融资渠道等都造成了项目的运营难。

5

医疗服务 PPP 的政府
投入方式分析

政府投入是财政为了实现特定目标，采用一定的方法对资源进行分配和管理的制度和政策，是财政在医疗 PPP 中的运行模式。政府投入是政府可以利用的手段中最重要的一种。政府的具体投入方式是对财政政策和工具的运用，政府通过不同的投入方式对项目以及社会部门进行不同的引导和管理，以此来实现不同的政府目标。

医疗服务 PPP 的政府投入方式可以分为参股项目公司、直接付费、可行性缺口补助等。具体的投入形式有很多种，可以是现金投入，也可以是土地、税收优惠、特许权等非货币形式的投入。由于在医疗服务 PPP 合同中，政府投入同社会部门投入一样，都是持续进行的，需要覆盖整个合同的生命周期，因此政府的投入方式往往是上述工具的结合使用，前期阶段可能会有股权投资的方式，而进行期和后期则会有直接付费和配套补助等方式。

5.1

参股项目公司

政府参股是指在政府与社会资本共同组建项目公司的情况下，政府通过财政拨款、土地划拨、现有资产抵股、授予特许经营权等形式持有项目公司的一定股份，由项目公司负责提供 PPP 合同约定的医疗服务的方式。一般来说，政府参股发生在医疗服务 PPP 合同的前期阶段，政府如果选择在合同的前期进行投入，往往是出于吸引社会部门的考虑，政府投入发挥杠杆的作用，利用较少的资金撬动社会部门手中大量的资金。因此，政府在项目公司占有的股权比例一般低于50%，且不拥有实际控制力和管理权，但是会有表决权和监督权。很多政府在决定新建医疗机构（增量项目）时，在前期投资阶段，都会选择持有项目公司的一定股份。对于现有医院（存量项目），政府也可以和社会部门共同出资成立项目公司，负责医院的建设、运营、融资等。政府参股项目公司时的股权投资合同关系如图 5 – 1 所示。

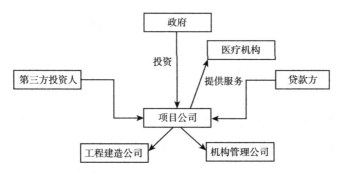

图 5 – 1　股权投资合同关系图

通过持有项目公司的股权，政府可以对项目公司进行管理和监督，尤其是在合同开始运行后，如果政府不再进行后续投资的情况下，政府对合同和社会资本的监督就只能通过管理项目公司行为的方式了。因此，如果政府方不能在合同中后期通过付费调节合同的方向，那么在合同前期进行股权投资项目公司时，政府方就必须保留在项目公司董事会的话语权，以防止后续合同的进展脱离政府方的控制，偏离 PPP 的初衷。

股权投资设立项目公司的方式是由项目公司负责医疗机构的建造、运营、投资，而医疗机构的所有权仍然保留在政府手中，医疗机构同时可以保持它公立非营利的属性。此种方式下，社会资本通过项目公司利润分红的方式获得回报，避开了非营利医疗机构不能直接分红的限制。为了吸引社会资本参与医疗服务 PPP，我国的一些地方政府会采用股权投资方式进行政府投入，这里以广东省汕头市三家医院改造的 PPP 项目为典型案例进行简单介绍。

汕尾市地处广东省东南部沿海地带，是我国首批对外开放的口岸之一。但是，由于其市的公立医院长期缺乏资金，相比于广东省其他城市，汕尾市的公立医院存在床位少、人员水平较低、资产规模垫底等问题。为了解决民众的医疗服务需求和提高当地的医疗卫生服务水平，汕尾市政府决定引入有能力的社会资本公司参与当地的公立医院改革。2014 年 8 月，汕尾市人民政府与隶属于中信集团的中信医疗健康产业集团正式签约《汕尾市直公立医院改革合作协议》。协议中约定，双方将联合成立一家投资公司，对汕尾市的三家市直医院——汕尾市人民医院、汕尾市妇幼保健院、汕尾市第三人民医院进行整体改制。

根据协议，汕尾市政府将改制医院的现有资产和医疗资源，与中信医疗集团的医疗资源、资金注入等进行合作重组，包括资产重组、业务整合、人员融合等，并保留改制医院的非营利性事业单位性质不变。具体来说，三家市属公立医院的资产，包括土地、房屋、设备等，由汕尾市政府委托国资委持有。汕尾市国资委以这些资产作为资本金投入到新成立的合资公司，资产按照公允价值计算折合股份；而中信医疗则通过直接投入现金的方式控股新的合资公司。新公司负责为三家医院提供资本运作平台、拥有院长任命权和财务权、同时拥有联合采购药品和耗材等的权力。新设立的合资公司还要承担引进医疗信息系统、医护人员培训、医院附属服务等方面的作用，但是，由于合资公司和下属的三家公立医院属于独立的法人实体，因此，协议规定，各家医院在使用合资公司的服务（如培训、物业、盥洗、餐饮等服务）时需要另外支付相应的费用。值得注意的是，在汕尾市政府和中信医疗集团签订的协议里还约定，汕尾市政府会以优惠的价格卖给中信医疗集团一块 500 亩的商业用地，以用于中信医疗集团的养老地产开发。

关于三家公立医院未来的建设成果和目标，协议中约定，未来合资公司将对汕尾市人民医院投入 2 亿元，按照三级甲等综合医院的标准进行配套投资，重点建设心血管内外科、神经内科、骨科、外科等，目标成为汕尾乃至粤东地区的优势学科；对于汕尾市妇幼保健院，将采用择址改建的方式，拟投入 1 亿元，按照床位 300 张、三级甲等妇幼保健专科医院的标准配套建设，2017 年前建成并投入使用；而对于正在建设中的汕尾市第三人民医院，将按照二级甲等精神病医院标准配套建设，拟投入 5000 万元，第一期计划床位 200 张，将在 2016 年前建成并投入使用。

可以看到，汕尾市政府的这种和社会资本共建合资公司的做法并没有改变三家公立医院的公有性质，公立医院仍然归政府所有，社会资本公司控股的只是合资公司。但是，由于合资公司拥有院长任命权和医院的财务管理权，实际上社会资本已经对三家公立医院实现了实质上的控制和管理。同时，中信医疗集团通过这家合资公司拥有了向三家公立医院供应药品和器材等权力，中信医疗集团也希望能够通过供应链环节获取利润。而且，中信医疗集团的目标在于打通医疗和养老之间的联系，能够以优惠的价格获得开发养老机构的土地，也是社会资本通过 PPP 获取的一个巨大好处。

5.2

直接付费

政府的投入方式与医疗体系的背景、政府的财务状况有关，比如，当医疗市场是完全免费的背景下，所有的医院都是公立机构，由政府所有和全额拨款经营，由于没有患者支付医疗费用，政府的投入方式就只能是政府直接付费。

典型的医疗服务 PPP 合同会约定政府在一定时期内，将特定的服务交由特定的社会供应商提供，政府按照事先设定的数量和质量标准进行考核，然后向社会部门支付特定的价格，合同期间医院的所有权仍然保留在政府手上，医院的运营权利在合同期结束时由社会部门交回政府。

医疗服务的异质性和低可计量性决定了相比于其他行业 PPP，医疗 PPP 中的基于社会部门绩效表现的政府付费机制要更加复杂。医疗机构有五个内部激励维度，医院管理人的决策权、剩余索取权地位、市场开放程度、责任承担安排、财政补助额度，这其中后四个均与支付机制密切相关。医疗服务 PPP 的社会部门对于不同的政府付费方式会出现不同的反应，对于社会部门来说的意义和信号也完全不同。支付体系中成本与定价、付费方式等是政府激励机制是否有效的决定因素，关键在于社会部门能否在不损害医疗服务质量和效果的情况下，通过节约边际成本创造更多的、可以保留的收入流：政府付费不足，社会部门无利可图，或者不愿意参与 PPP 或者在项目运营期间偷工减料；而如果政府付费过多，不但有悖于为了解决财政资金不足的最初目标，而且还会造成医疗资源的浪费，达不到约束社会部门行为的目的。

在医疗服务 PPP 中，政府直接付费有多种可以选择的支付策略，不同的支付策略适用于不同合作领域的 PPP 合同（见表 5 – 1）。

表 5 – 1　　　　　　　　政府付费可供选择的支付策略

政府支付策略	预期影响	适合应用的医疗服务 PPP 项目类型
总额拨款：在一定期间内支付单一的固定金额（包括直接和间接成本以及利润）	社会部门承担环境变化的风险或者未知成本变动的风险；如果成本增加的话，社会部门可能会减少或者终止某项医疗服务；极少的信息需求；合同易于实施和管理。适用于政府经验有限或者对于实际成本的预测和管控能力有限的情况	技术服务合同；医院建造合同；一揽子基础医疗服务递送合同
仅支付所有的直接成本，包括劳动力和原材料；同时按照利润、间接成本等的一定比例付费	购买方承担成本上涨的风险；劳动力和原材料成本的迅速变动和不确定性由政府承担；医疗服务规范的不确定性由政府承担；政府对社会部门的资源投入（成本费用）几乎没有控制力；可能会导致社会部门虚报费用	老医院改造合同；医院管理权合同（劳动力成本/工资由政府而不是社会部门决定）
对于特定的服务量给予固定的总付款额，超出部分采用按病例付费的方式	会鼓励付费范围内医疗服务量的增加；会导致高利润率服务量的增加；社会部门可能会忽视缺少政府报销的医疗服务项目	盥洗服务合同，按照清洗的布料重量付费；餐饮服务合同，按照每位病患固定的费用标准支付
按服务项目付费：按照每单手术或者每项测试约定的价格支付费用	社会部门承担单位成本增加的风险；购买方承担服务量增加的风险；会激发社会部门增加可报销的服务项目；会激发服务商增加利润最大的医疗项目的服务量；社会服务商可能会忽视利润低、不能报销的医疗服务项目	社会部门医生提供特定卫生宣传或者预防服务合同；医院服务合同
按人头付费：对于特定的一揽子报销服务，按照每个收治人口约定的金额付费	服务供应方承担成本上涨的风险；购买方承担服务量上升的风险；会鼓励医院收治更多的患者；可能会导致社会服务商降低服务质量	初级护理服务合同；医院服务合同

续表

政府支付策略	预期影响	适合应用的医疗服务 PPP 项目类型
设定价格：购买方提前确定支付额度，令合作方确定可以提供的服务量	社会部门承担成本上升或者超支的风险；购买方可以有一系列的服务量和质量提供方案供其选择；可能会导致社会部门的低质量医疗服务	后勤服务合同（家政服务、餐饮服务、安保服务、盥洗服务等）
预付：预先为特定报销服务项目支付费用，类似"硬承包"	社会部门承担服务量增加的风险；政府可以抑制报销服务项目的过度使用	许多合同都可应用
报销：按照提供的服务付费，类似"软承包"	会激发可报销服务量的增加；购买方保留服务量上升的风险	医疗保险计划合同（报销服务的范围有限）

数据来源：整理自世界银行报告《Fiscal Policy for Health Policy Makers》。

在如何选择支付策略上，一般而言，缺乏医疗服务 PPP 项目经验的政府等公共部门会选择容易实行和管理的支付方式，比如总额拨款方式，或者按成本和服务量付费的方式，这些方式交易成本不高，但是可能对于政府实现战略目标的作用有限。随着政府经验的积累和管理能力的加强，可以选择更复杂的支付策略来达到医疗卫生的战略目标，比如几种支付方式的结合，这样在保证社会部门稳定收入的同时也能够约束他们的行为。如果在运营期间的管理和监督中，政府发现了问题，也可以通过修改合同条款的方式来管理项目走向和社会部门的行为。如果双方仍然相信彼此的利益一致，合同实际表现偏离预期标准的因素不在社会部门服务供应商的控制范围之内，双方应尽早地进行沟通，发现问题产生的原因，寻找合适的解决方案。如果双方无法单独解决争议，可以交由中立第三方仲裁调解，以帮助双方找到一个双边满意的和解方式，如果调解失败，合同双方可以申请法院对其争议问题进行判决。如果双方都认为对方在利用自己牟利，政府可以加入惩戒条款以防止社会部门医疗服务商阻碍合同的完成，制裁或者惩罚措施虽然是有效的控制手段，但政府应把它作为最后的选择，而且必须要基于正当的原因。

前文提到的凤凰医疗和北京门头沟区政府的经营管理权合同就是核心医疗服务合同的典型例子，政府付费采用的支付策略就是表 5-1 中的第二种，即政府按照社会资本的绩效表现支付管理费。根据门头沟区政府和凤凰医疗公司签订的 IOT 协议,凤凰医疗公司向门头沟区医院做出 7500 万元的可偿还投资,以换取在 2030 年 12 月 31 日之前经营医院并供应药品、医疗器械等的权利。凤凰医疗公司向门头沟区医院提供包括管理服务、科室及品牌建设以及改善医疗服务素质和医院环境等服务,每年门头沟区政府、门头沟区医院监事会及独立评估机构三家单位对被托管医院进行评估(权重占比为 30%、30% 和 40%),判断医院提供的医疗服务是否符合协议标准,凤凰医疗机构是否可以收到管理费,评价标准包括病人的满意度、改善医院设施及经营效率、分担公共健康责任及实现 JCI 标准情况等。若门头沟区医院连续三年未能达到最低表现审核要求或造成重大的负面影响,门头沟区政府有权单方面终止 IOT 协议。此外,门头沟区政府在协议中还规定,如果凤凰医疗公司管理不善导致国有资产损失超过人民币 10 万元,必须如数赔偿,并支付 10 万元至 100 万元不等的罚款。2013 年,在凤凰医疗公司管理门头沟区医院两年后,门头沟区医院的病人就诊人次相比 2010 年增加了 40%,平均住院日从 15.5 天减少到 12.1 天。手术的数目从 1334 个增加到 2642 个,其中四级手术(风险最高、难度最大)从 87 个增加到 172 个。

5.3

可行性缺口补助

当医疗体系内存在有使用者付费的情况,即医院有经营收入时,社会资本可以通过 PPP 医疗机构获得一定的收益。但是,由于医疗服务 PPP 的非营利性和外部性,仅靠使用者付费可能无法弥补社会资本的成本,因此政府部门会给予补助,称为可行性缺口补助(Viability Gap Funding,简称 VGF)。可行性缺口补助通常用于可经营性系数较低、财务效益欠佳、直接向终端用户提供服务但收费无法覆盖投资和运营回报的基础设施项目,是在政府付费机制与使用者付费机制之外的一种折衷选择。对于使用者付费无法使社会资本获取合理收益、甚至无法完全覆盖项目的建设和运营成本的项目,可以由政府提供一定的补助,以弥补使用者付费之外的缺口部分,使项目具备商业上的可行性。但此种付费机制的基本原则是"补缺口"，允许社会资本获得合理的利润，但不能使其因此获得超额利润。

可行性缺口补助可以是一次性的，也可以是递延多次的。补助的形式可以是财政补贴、投资奖励、优惠贷款、税收优惠、土地政策等形式。在医疗服务方面，补助的具体表现形式可以包括：（1）财政补贴。对于需要完成政府特定社会目标的医疗服务，按照社会部门的表现，政府会给予这些医疗机构相应的资金补贴。特定用途拨款是对社会资本提供的最常见的财政支持，一般都是用于预防医疗服务。比如，政府给予那些提供计划生育服务的医院一部分成本补偿。（2）床位补贴。对于医院接待贫穷病人或者给予穷苦患者免除医疗服务费用的情况，政府可以按照满足条件的床位的数量给予一定数额的补贴。（3）种子基金。对于某些创业医疗服务机构，政府以种子基金的形式为其提供一定的资金支持。通过政府补助的催化作用，许多项目因此更容易获得融资，社会资本对项目的投资也就更顺畅。比如，我国财政部就出台了相关文件，鼓励地方政府在承担有限损失的前提下，与具有投资管理经验的金融机构共同发起设立产业基金，并通过引入结构化设计，吸引更多社会资本参与。（4）税收补贴或减免。有时政府的财政补贴是以税收减免的形式提供的。（5）实物支持，包括医疗设备、药品、人员等。（6）关键的医疗设备给予免费或折扣。比如，政府可以免费或低价提供医疗设备或器材给那些社会资本管理下的医疗机构，并允许其收费或盈利来刺激社会资本医疗服务商提供特定的医疗服务。（7）投资奖励。政府部门可以对优秀的项目给予奖励，如我国财政部提出：对于中央财政 PPP 示范项目的新建项目，投资规模在 3 亿元以下的项目奖励 300 万元，投资规模在 3 亿元至 10 亿元之间的项目奖励 500 万元，投资规模在 10 亿元以上的项目奖励 800 万元。

由于医疗资源分配的不均衡，中心城区大医院人满为患，而郊区县医院却门可罗雀，因此许多地方政府都出台了鼓励社会资本到郊区办医的激励政策，比如北京市政府推出的"通州医疗城"项目。北京市政府将其定位为社会办医试点和健康服务业示范区，目标是通过引入社会资本，以多种形式、多元化的结构举办医疗机构，提供高端的医疗服务。按照通州国际医疗服务区的规划，一期工程完工时整个园区基本拥有 1~2 家综合医院、8~10 家专科医院，以及多家医学院所、学术研究机构和健康管理、养老机构等的集"医、教、研、养、康"五位为一体的综合医疗服务园区。通州医疗城园区通过"以平台引资源，以资源引投资"的方式进行招商引资，即首先搭建土地资源平台，然后向国内外的医疗机构进行国际招标，再通过入驻园区的这些医疗机构吸引社会投资者。北京市政府于2014年年初出台了《关于推进北京国际医疗服务区试点工作的若干意见》，颁布了一系列鼓励通州医疗城发展建设的财政政策和土地政策。比如，"适度放宽中外合资医疗机构的股权比例限制①、降低投资总额标准、延长投资年限、开展外国独资医疗机构试点；社会办非营利机构可按划拨方式用地；对于符合固定资产投资的非营利性项目和非营利性养老机构，可按照规定享受财政资金补助；鼓励公立医院和园区医院签订医师多点执业协议；对于园区内社会办医疗机构的用水、用电、用热、用气等方面享受与政府办医疗机构同样的价格待遇等。"

5.4

我国医疗服务 PPP 政府投入方式的问题

由于医疗服务行业本身的复杂性和我国医疗市场的现实状况，医疗服务 PPP 项目在当前推进中出现了很多困难，或者是项目吸引不到社会资本参与，或者是在运营期内暴露各类的风险和难题。本节从政府投入方式上的问题来分析我国医疗服务 PPP 落地难、运营难的原因。

在医疗服务市场，我国的地方政府普遍面临着政府预算紧张与医疗服务需求增长的压力。正如上文所说，由于我国医疗资源分配的极度不均，许多地方公立医院都处于亏损的境况中。引入社会资本，对于政府来说，既能解决政府在医疗服务领域投入不足的问题，同时又能引入有经验的社会医疗机构参与医院的管理制度改革和技术改革，因此，可以说，政府部门有很大的动力与社会资本进行合作。

但是，在实践中，政府对自身的投入责任和对双方的合作关系缺乏基

---

① 按照《中外合资、合作医疗机构管理暂行办法》的规定，设立的中外合资、合作医疗机构的投资总额不得低于 2000 万元人民币；合资、合作期限不超过 20 年；中方在中外合资、合作医疗机构中所占的股权比例或权益不得低于 30%。

本的清晰认识，这与我国目前还没有 PPP 法、对 PPP 的解释也存在各类版本有根本的关系。关于 PPP 的指导意见和法规多为部门制定，比如财政部制定的《关于推广运用政府和社会资本合作模式有关问题的通知》《政府和社会资本合作模式操作指南》，发改委制定的《关于开展政府和社会资本合作的指导意见》等文件。对 PPP 没有统一明晰的法律界定，造成了现实中很多打着 PPP 旗号实则变相融资的项目出现。还有，我国当前同时在推广政府购买服务与 PPP 两种新型公共产品供给模式，但是两者的界限却很模糊，一些地方政府部门利用政策差异，以政府购买服务的名义规避 PPP 的管理要求。另外，现有的《招投标法》《政府采购法》和发改委制定的《基础设施和公用事业特许经营管理办法》等法律法规都是从政府的角度出发，在法律层面上属于行政法律关系，争议的解决也是通过行政复议或行政诉讼的方式，而 PPP 应该是一种基于合同而建立的民事法律关系。现有法律没有对公私双方平等的权利义务关系作出明确约定和安排，这也是社会资本对于参与 PPP 项目心存担忧的原因之一。此外，财政部和发改委作为我国 PPP 的两个主管部门，不论是在概念上还是在职能分配上都出现了很多不一致，这就给实际执行中的 PPP 增加了困难和风险。在对社会资本的定义上，财政部文件所称的社会资本是"不包括本级政府所属融资平台公司及其他控股国有企业"，而国家发改委却并没有对此作出明确规定，结果是现实中许多参与 PPP 项目的社会资本都是国有企业，并且与地方政府有着千丝万缕的关系，这违背了 PPP 中的风险转移要求，政府事实上并没有把风险转移出去，与其希望通过引入社会资本减轻政府负担的初衷背道而驰。除了概念上的不清晰，更让地方政府和社会参与方无所适从的是财政部和发改委之间职能的交叉。职能上的交叉使政府无法对 PPP 项目实行统筹兼顾和宏观调控，容易带来多头管理下的政策套利和过度投资等问题。

不仅如此，许多地方政府忽视财政对医疗卫生领域的公共服务职能和医疗服务的特殊性，将医疗服务 PPP 作为解决财政困难的手段。有些人认为引入社会资本就是全面放权，于是将医院的经营管理、人事安排等各方面权力均转移给社会资本，政府部门仅保留一定股权，对于 PPP 合同期内社会资本管理下的医院的服务质量、收费情况、社会影响等信息不再进行约束和监督。社会资本在缺少政府监督的情况下提供医疗服务，埋下了质量风险和社会风险的隐患，很容易衍生出医患问题。比如，将 PPP 与科室承包相混淆，科室承包是公立医院在未经过政府允许和对外公布的情况下，私下与社会资本签订合同，将医院科室外包给社会资本运营，同时约定保底利润和分红的行为。科室承包属于我国卫健委明确禁止的行为，因为其不仅没有受到政府的监督，而且是在非营利性医疗机构下私设的营利部门，对不知情的患者来说属于欺骗行为；而 PPP 则是必须有政府参与，双方共担风险共享收益，并且不能就非营利医院的收入进行私下分配。

仅考虑解决财政困难而不考虑我国医疗服务市场发展的特殊情况就导致了政府投入方式选择上的不当：许多政府过于依赖使用者付费。我国目前的医疗服务 PPP 项目虽然对于各个合作领域都有一定程度的涉及，但是从新设项目来看，仍然以新建医院并运营的 BOT 类型为主，且许多都是处于困难地区的医院建设项目。这种现象产生的原因主要是许多地方政府财政困难，迫切希望利用社会资本完成建设和投资医院的任务。然而，由于医院的规模效应，当项目的医疗机构覆盖足够多的人群时，社会资本因为可以获得收益而愿意合作，但当项目地址在人口稀少的地区时，就医患者人数不足，医院的收入有限，如果政府没有投入，追求营利的社会资本不会愿意参与这些地区的项目，最终合作无法达成。再加上由于我国医疗服务价格限制的政策，使用者付费本身有限，在缺少政府投入的情况下，很多社会资本只能通过其他途径弥补成本，比如供应链业务。简单来说，供应链业务就是把集中管理的多家医院的采购需求统一成大额采购订单，通过议价优势换取折扣价格，在此基础上，再按照国家规定的中标价销售给 PPP 医院，节省下的成本变为供应链环节的利润。这种盈利模式让社会部门即使在不能从非营利医院处分红的情形下，依然可以收回投资成本并获得投资回报。但是，这种盈利方式却存在不可持续的风险，一旦政策有变，社会资本可能会受到灾难性的冲击。

更严重的问题是，有的地方政府为了吸引社会资本投资，在 PPP 合同中承诺给予社会资本固定回报，最终由财政兜底。固定回报与稳定回报是有本质区别的，稳定回报是政府在保障最低使用量的基础上，按照社会资本的运营成本计算的合理回报，它是社会资本在满足合同约定的质量要求和绩效标准的前提下获取的、有风险的收益。而固定回报包括明股实债、回购安排、保底承诺等形式，是社会资本无论项目运营如何都能够获取的、无风险的收益。这类支付方式本质上是政府的融资行为，不是共担风险共享收益的伙伴合作，不但没有起到约束社会资本、调节项目走向的作用，反而会反向刺激社会资本滥用权利，损害项目利益，最终引发政府自身的债务风险。

在我国目前的医疗行业背景下，具有综合医院管理经验的社会资本很少，政府在不考虑社会资本方专业能力的情况下盲目将医院的经营管理交给社会资本，未来项目出现问题的可能性很高。在开展大型医院的附属服务 PPP 项目方面，政府部门在选择社会资本上已经积累了比较成熟的经验，而由于附属服务的市场竞争比较充分，可供选择的、有经验的社会资本也很多，因此，双方的合作能够达到互利共赢，政府将医疗机构的非核心业务交给社会资本提供，既避免自己的资金投入又节约时间和精力，而社会资本则可以通过收取服务费的方式获得回报。但是，在核心医疗服务方面，由于我国医疗服务市场的畸形状态，私立医疗机构的专科能力很强，但是综合医院的管理能力普遍缺乏，这就导致在医院 PPP 合同的招标过程中，没有实力的社会资本参与竞标，有资金能力和医院管理能力的企业屈指可数，政府对于更高级的合作类型的选择也就受到了限制。缺乏有竞争能力和有竞争兴趣的社会资本带来的另一个问题是政府在 PPP 的谈判中必然会处于劣势地位。虽然政府部门可能是 PPP 的发起人，但是一旦政府决定要采用 PPP 的方式提供医疗服务，强势的社会资本可能会牵制政府的动作，政府部门可能被逼做出预期之外的承诺，给予社会资本特殊的定价权力和优惠政策等。

另一个突出的问题是契约精神的缺乏。契约精神是 PPP 的核心和重要特征。契约是交易双方在平等协商的基础上，通过不断磋商、谈判而达成的具有法律效力的协议。PPP 是政府方和社会方达成的协议，是双方博弈的结果。当政府是发起方时政府是先动方，它对于契约精神的态度具有信号传递的功能，会引导和影响社会部门的行为和选择，进而影响 PPP 的结果。如果政府违反契约时不需要支付任何成本，即政府可以在无失信代价的情况下违约，那么社会资本对于政府的履约能力必然不会信任，社会资本在没有其他获利渠道的情况下，自然不会进入 PPP，造成现实中的医疗 PPP 项目落地难，不愿意与政府开展合作，对于已经进入 PPP 的社会资本，在政府违约不支付的情况下，为了使其利益大于投入成本，可能会通过其他渠道增加利润高的医疗服务项目，忽视患者利益，引发医患矛盾，甚至是事故风险。

6

医疗服务 PPP 的政府
投入规模分析

由于政府资源是有限的，因此在资源的分配过程中，必然要遵循一定的标准，也要受到一定的限制。政府应该在医疗服务 PPP 中投入多少，既与医疗部门的发展规划有关，也与医疗部门的财政预算有关。

6.1

政府投入规模的衡量

在 PPP 中，普遍使用"财政义务（Fiscal Commitment）"这一概念来衡量政府的投入规模。财政义务是指政府在 PPP 合同中约定的或者潜在的支出责任，包括直接投入责任和或有负债等形式。不同的合同类型有不同的投入方式，财政的支出责任也就因此确定。通过支付方式可以测算出政府的投入规模。

在合同前期阶段，政府的投入方式可以是现金投入，也可以是土地等实物资产估价投入，政府的股权支出责任可通过以下公式计算得出。

政府的股权支出责任 = 项目资本金 × 政府占项目公司股权比例

在合同运营阶段，如果是政府付费式项目，当政府选择按照约定提供的医疗服务的成本（或收入、利润等）付费时，政府的年度财政支出责任可通过以下公式计算得出。

年度财政支出责任 = 医院年运营成本（或收入、利润等）× 一定比例

当运营期间政府承担全部付费责任时，政府的年度财政支出责任可通

过以下公式计算得出。

年度财政支出责任 = 医院建设成本 × (1 + 合理利润率) × (1 + 年折现率)" ÷ 财政付费年限 + 年运营成本 × (1 + 合理利润率)

如果社会部门主要通过使用者付费获得补偿，而政府仅进行可行性缺口补助时，政府仅承担部分付费责任，此时政府的年度财政支出责任可通过以下公式计算得出。

年度财政支出责任 = 医院建设成本 × (1 + 合理利润率) × (1 + 年折现率)" ÷ 可行性缺口补助年限 + 年运营成本 × (1 + 合理利润率) − 当年使用者付费额

在医疗服务 PPP 合同的后期阶段，关于合同期满后社会部门如何退出或者继续的问题也会涉及政府投入，因此同样是衡量政府投入规模时必须考虑的问题，而且对于合同未来结束时的政府投入责任还要根据运营情况随时作出调整。在合同即将到期时，政府投入主体必须判断 PPP 模式是否达到了计划的医疗卫生目标，是否还是有更理想的选择，以及是否需要继续签订 PPP 服务合同。如果合同的结果偏离预期，政府决定不再继续采用 PPP 的方式，政府此时的投入可能会包括从社会部门手中回购医疗机构、清算医疗机构等支出责任。

未来支出和成本的折现率究竟是采用什么标准并没有绝对的规则，有国家采用无风险收益率作为折现率，我国财政部规定年度折现率要考虑财政支出的发生年份，并参照同期地方政府债券收益率合理确定。而合理利润率以商业银行中长期贷款利率水平为基准，充分考虑可用性付费、使用量付费、绩效付费的不同情景，结合风险等因素确定。由于可行性缺口补助是经济上可行但并非是财务上具有商业目的，所以合理利润率是商业银行中长期贷款利率。

前面两项测算的是财政的、可预见的投入承诺，包括建设阶段的直接投入和项目运营期间每年的拨款等，但其实政府在医疗服务 PPP 合同中还可能会有其他或有负债，或有负债是发生于未来的不确定事项导致的支出，它的发生时间和范围都不受政府的控制，比如政府对项目消费人数少于某一水平时给予社会部门亏损的补偿、发生不可抗力时政府对社会部门亏损或者损失的弥补（商业保险无法获得补偿）、政府违约时支付给社会部门的款项、信用担保带来的代偿等。不同于前两项的直接支付责任，政府或有负债的测算要复杂得多，需要既考虑潜在负债发生的可能性，又要考虑负债的大小。对于政府在 PPP 项目中的或有负债的评估一般会使用情景分析法和概率法，通过对各种可能情况（基本、不利、最坏等情形）的财政支出额度进行模型演算，得出财政在 PPP 合同的或有负债额。

情景分析法涉及对影响或有负债价值的任何事件或变量的结果作出假设，并计算满足这些假设时的成本。例如，这可能包括在"最坏情况"的情况下计算政府的成本，如社会资本方在合同的各个时点都违约。它还可以包括计算对特定变量（如需求）的担保的成本。概率法是估算或有负债的另一种方法，它使用公式来定义影响或有负债价值的变量如何表现，然后使用数学和计算机建模的组合来计算结果成本。通过估计可能成本的分布，然后估算诸如中值（最可能）成本、平均成本和各个成本的概率。

衡量配套投入的规模时，需要对土地、设备、无形资产等资产价值作公允估值，计入年度的政府支出责任中。

财政承诺的性质和范围，即政府投入的方式和规模与实际的 PPP 项目有关，也与所在的市场大环境有关。在 2008 年全球金融危机中，各国政府发现可能需要政府承担更多的风险来使 PPP 交易达成。最近的一份欧盟 PPP 市场说明显示，一些国家在危机后采取了项目债务（或项目债券担保）和共同借贷两个主要途径来减轻社会部门的顾虑。最近的例子还包括韩国政府的利率风险分担政策、法国和葡萄牙的贷款担保政策、法国和英国的政府给予直接贷款政策，以及澳大利亚的政府分担再融资风险的政策。

6.2

政府投入规模的控制：财政承受能力

政府的每一项支出都要受到预算的约束。有力的约束能够确保政府的支出在国家财力的承受范围之内，不会出现政府破产的危机。PPP 项目的财政承受能力指的就是财政在现在和未来的预算约束下所具有的项目容纳能力，是对政府投入规模的控制和约束。

医疗服务 PPP 的政府投入主体既可以是中央政府，也可以是地方政府，相应的财政预算约束也就有中央财政预算和地方财政预算的不同。一般来说，对于地方性的医疗服务 PPP 项目，覆盖和影响的人群大部分集中在一个地区，并且地方政府拥有一定程度的财政资金自由裁量权，这时医疗服务 PPP 的投入主体就是地方政府，预算约束也就是按照地方政府预算的一定比例作为限制。而对于全国性的大型医疗服务公私合作项目，由于其覆盖的范围已经超出了某个地区的管辖范围和财政能力，涉及和影响的人群是全国性的，因此它的投入主体就必须是中央政府，因为中央政府拥有统揽全局的能力和更强大的资金能力，相应的预算约束标准就以中央主管部门预算为准绳。

不同的财政义务带来的是不同的财政风险，为了确保 PPP 项目长期的可持续性，能够被成功地设计和实行，实现最初的合作目标，政府在决策阶段必须要认真评估双方责任分担、融资计划以及政府现在和未来的支出责任。为了保证对财政风险的监控，政府每年都要首先对政府投入规模进行衡量，然后进行财政承受能力测试。

评估在长期预算内容纳项目能力的测试可以从以下三个不同的角度来进行。每个角度都包括由项目团队进行的具体测试。

第一种角度是将政府的项目支出责任与政府的税收收入作比较。通常，它要求预测整个 PPP 合同期间的税收收入。政府的一些财务报告可能考虑作中期预测（三至五年），一种简单的方法是假定后续税收收入的增长率等于国内生产总值（GDP）增长率。比较的结果将显示出政府支出承诺占预计总收入的百分比。

第二种角度是将政府的项目支出责任与主管医疗 PPP 的政府部门的预算拨款作比较。这可以最直观地看出部门预算对政府直接负债和或有负债的容纳能力。部门预算拨款多少用于 PPP 项目没有国际通行的标准，因为每个产业部门的资本支出需求会有很大区别，资本支出的额度也就会有区别。

第三种角度是评估所有项目政府支出责任之和对总额限制的遵守情况。为了在合同期间更好地管控财政支出，很多国家的政府都会对 PPP 的财政义务设定限制，在预算中予以约束政府的投入行为，比如：英国政府规定，各部门 PPP 的财政支出不能超过部门年度预算的 6%～7%；印度政府也在 2010 年提出，未来五年内，每个部门的年度 PPP 财政支出总计不能超过 25%；巴西目前的 PPP 法案规定，如果所有 PPP 项目的目前支出超过了财政收入的 5%，那么未来将禁止启动新的 PPP 项目；在希腊，目前公共投资 6%~7% 的金额都用于 PPP 项目，未来 5 年这个比例将达到 10%~12%，最终会被限制在 15%①。

总之，有效的财政可承受力评估必须要考虑上述三点，即税收收入、部门预算和总额限制，以避免超额财政支出带来的风险。通过从不同的角度预测 PPP 支出责任对财政的影响，财政承受能力评估提供了对政府负债的全面评估。在评估项目是否应该通过的决策阶段，这是一个核心信息。其次，这项工作是一项彻底的尽职调查，能够证明项目是否符合各个限制 PPP 支出的监管要求。表 6-1 中列示了不同政府部门对管理 PPP 财政支出的作用。

表 6-1   不同政府部门对管理 PPP 财政支出的作用

部门	PPP 准备阶段的作用	PPP 实施阶段的作用
卫生部门	准备每个项目的最初经济评估书； 陈述采用 PPP 方式的理由； 对 PPP 作可行性分析； 提交每个项目的合同初稿和招标要求； 识别和评估项目的财政承诺成本	监控项目情况； 有规律地获取项目全生命周期内财政支出信息； 监控与财政支出有关的项目风险； 将财政支出责任包含在提交的政府预算中
PPP 咨询机构	支持和保证流程的质量； 协助主管部门制定标准的合同条款和财政支出责任指引等材料	监控 PPP 项目的执行情况
政府债务管理部门 （通常设在财政部）	从长期负债管理的角度评估财政的支出责任	监控 PPP 财政支出责任，特别是或有支出对财政风险的影响； 将财政支出责任纳入到债务和财政可持续性分析中，并形成报告； 进行情景分析和压力测试
预算部门 （通常设在财政部）	从预算优先级和预算限制的角度评价财政承受能力	分配相应的预算给财政支出； 为财政或有支出建立预备金； 进行情景分析和压力测试

① 数据来源：世界银行报告《Implementing a Framework for Managing Fiscal Commitments from Public Private Partnerships》。

续表

部门	PPP 准备阶段的作用	PPP 实施阶段的作用
宏观预测部门 （通常设在财政部）	从总负债和宏观管理的角度评估 PPP 项目的财政支出责任； 评估地区 PPP 财政承诺超支的可能不利影响	将相关的 PPP 负债纳入到宏观财政预测中； 进行情景分析和压力测试
PPP 审核部门 （财政部应该有否决权）	在审核时将前述的评估结果考虑在内	PPP 合同再谈判的审核

  政府公共部门的尽职评价工作对于确认财政义务和管控财政风险来说非常重要。对于失败项目的分析常常会发现那些对公共部门不利或不适的合同安排，政府公共部门可能会出现超出预算、大额财政成本递延、甚至是承担了社会部门隐蔽的高额出资成本的结果。因此，PPP 财政风险的评价和审计体系需要被纳入到法律和制度框架体系中来，使政府在提高获取收益能力的同时尽可能地减少相关的风险。

  对政府在 PPP 项目的财政义务的持续监控有助于预见潜在的违约风险和其他的不利事件，比如合同的提前终止或者合同的修改调整，有助于政府在需要时采取措施以避免或者减轻潜在项目失败的影响。

6.3

政府投入规模的报告和披露

  分析 PPP 对政府赤字和债务的影响在很大程度上取决于根据会计实践建立的规则，也就是会计上应该如何处理 PPP 资产和相应的政府支付责任：PPP 资产是否应当作为公共资产记录在政府的资产负债表中，而相关的负债是否应当被确认为公共债务并记录。

  政府付费式 PPP 产生的政府承诺与直接偿债服务非常相似。从政府的角度来看，对社会资本方的长期付款类似于长期贷款偿还的现金流，这在传统采购的基础设施项目中很典型。而且，从法律角度来看，许多国家的大多数 PPP 资产都被视为公共资产，它们都直接或间接地通过合同条款受到政府的重大控制，因此，将以 PPP 合同实施的资产作为公共投资资产处理的情况通常是比较有说服力的。如果资产在政府账目中确认，那么相应的负债也应该被确认，这就会在政府资产负债表上增加一笔总债务，也就需要被纳入国家的总体债务控制框架。

这种会计处理方式可能会影响 PPP 的投资决策，特别是当国家遭受债务限制或公共债务水平接近或超过相关政府债务上限时。结果可能是不管项目多么具有价值，如果资产和政府负债需要记录在政府资产负债表中，那么就不会开发这个项目。反过来看，如果在政府账目中不记录 PPP 产生的资产和负债，可能会产生偏向于利用 PPP 作为规避赤字或债务限制的机制，这就导致即使 PPP 项目远不如传统的政府提供方式有效率，也会被政府部门进行开发。即使使用 PPP 相较于传统的公共融资并不会减少项目对于政府的净现值成本，但是现金流的时间差异可能会使政府倾向于使用 PPP。在大多数国家，预算、账目和统计数据记录政府的现金收入和支付，但是政府相关人员通常仅对他们在任职期间报告的赤字和债务负责，而不需要为其政策对公共财政健康的长期影响负责。当政府希望在短期内减少赤字时，PPP 看起来就更具有吸引力，不管它们是否比传统的政府出资项目更加实惠，因为 PPP 的政府支出责任要在合同签订后的几年产生，而政府的预算一般是 3~5 年的中期预算，并且调整较少。

PPP 合同对公共债务的影响取决于国家对公共账目的具体规定。PPP 交易在政府账目的会计记账和报告方式是促成政府偏向使用 PPP 的重要原因之一。按照收付实现制核算和报告的国家可能会低估 PPP 交易的财政成本和风险，特别是在前期相关资产建设期间。在这种情况下，财政赤字和债务就不能恰当地描述政府承担的风险水平。另一方面，具有更复杂的会计和报告标准的国家通常要求 PPP 项目按照传统政府出资项目的会计处理方式进行记录，因此可能受到 PPP 偏见的影响较小。世界范围内通常使用两种主要的国际标准。然而，一些国家会采用自己的条例，在某些情况下不考虑 PPP 资产对其政府报表的任何影响。

第一种是国际公共部门会计准则（IPSAS）32 号。根据该标准，当公共方控制资产时，从会计上看，它被视为公共资产。通常，所有政府付费式 PPP 和一些使用者付费的 PPP 需要被合并到政府的资产负债表。

第二种是欧洲会计系统（ESA）95 号或 ESA2010 统计处理规定。根据该标准，当大多数风险由公共合作方承担时，该资产将被视为公共资产，也应确认相应的公共负债。通常，使用者付费式 PPP（项目超过 50% 的收入来自用户付费）不会被视为公共资产，政府付费式 PPP 是否计入政府账目主要取决于风险在双方分配的情况。

每个国家采用的会计处理方式不同，对于 PPP 的偏向风险也就不同。一些政府遵循将大多数 PPP 纳入其资产负债表的标准。例如，澳大利亚和英国的政府遵循基于国际财务报告准则的会计准则，并在其会计资产负债表上确认典型的政府付费式 PPP。但大多数政府目前不在其资产负债表上确认 PPP 投资，或将 PPP 投资视为公共投资的财政数据。其他政府采用权责发生制或部分权责发生制标准，将大多数 PPP 视为表外资产。另外，在大多数国家，使用者付费式的 PPP 均被排除在政府预算之外。

将 PPP 的财政支出责任恰当地纳入预算还有利于 PPP 项目声誉的维护。建立清晰的预算支出机制能够确保对 PPP 的直接支出和或有支出责任，在社会资本合作方看来提高了政府的信用。否则，对政府支出责任的不信任可能会导致社会资本不参与投标或者在后期合作中将风险转移给政府部门。

我国财政部规定，对于 PPP 项目的财政预算管理，行业主管部门应当根据预算管理要求，将 PPP 项目合同中约定的政府跨年度财政支出责任纳入中期财政规划，经财政部门审核汇总后，报本级人民政府审核，保障政府在项目全生命周期内的履约能力。本级人民政府同意纳入中期财政规划的 PPP 项目，由行业主管部门按照预算编制程序和要求，将合同中符合预算管理要求的下一年度财政资金收支纳入预算管理，报请财政部门审核后纳入预算草案，经本级政府同意后报本级人民代表大会审议。也就是说，主管医疗服务 PPP 的卫生部门每年都需要根据当年签订的 PPP 合同情况，结合本年度预算执行情况、支出绩效评价结果等，测算下一年度应纳入预算的 PPP 项目收支数额。同时，联合财政部门做好全生命周期的成本监测工作。

在 PPP 发展成熟的国家通常会在财政部门成立 PPP 专设机构，专门负责对所有行业的 PPP 项目进行审批和评价工作。也就是说，很多时候，PPP 的政府投入决策是由专门设立的 PPP 专设机构作为决策主体来完成的。PPP 专设机构由政府全部或者部分拨款建立，用于确保多种合作伙伴关系协议的建立、支持和评价能力的组织。多种伙伴关系意味着这一组织不是专门为了某一项 PPP 项目而成立的机构，而是致力于全国或地方各类 PPP 发展的专门单位。PPP 专设机构会提供政策指引、技术支持、能力建设，以及 PPP 项目的宣传推广或直接出资，在许多国家，PPP 专设机构还是项目实施许可的批准单位。它可以是一个独立机构，也可以是财政部内的一个集权部门，有的国家还会在分管行业的具体部门内，如卫生部，设立单独的 PPP 部。PPP 专设机构的性质取决于国家的政治、文化和社会背景。PPP 专设机构的建立有利于将 PPP 项目的政策制定和实施与政府部门内其他非 PPP 项目分离，能够整合 PPP 项目的经验和专业知识，将 PPP 项目流程标准化，同时，PPP 专设机构汇总所有项目的财政支出责任情况，因此对于项目的预算管理也更加清晰。一般来说，评估和监控 PPP 财政义务和财政风险的任务由财政部的 PPP 专设机构负责，由于政府的或有负债和长期直接支出责任与政府公共债务的年度责任相似，PPP 专设机构对于 PPP 项目带来的不同种类的财政风险通常更有经验。

在约束政府主体行为和防范财政风险方面，透明的信息披露机制和审计机制也是强有力的方法。信息披露机制要求，政府在医疗服务 PPP 项目的各个阶段都要向公众纳税人披露相关信息，包括财务信息、政府审计信息、项目进度报告、社会责任报告等，同时，政府部门还应该注意对社会部门投资者优势信息的保护。一般来说，PPP 专设机构会建立自己的网站，用于披露政府对 PPP 的各项指导意见和项目运行情况。基于竞争性和透明性的原则，政府应该列出 PPP 项目流程中各阶段的建议披露事项，关键的材料包括招标书、合同安排、物有所值分析报告和业绩评价标准等，对于医疗服务 PPP 的特殊专业事项，PPP 专设机构应予以重点披露，并提供各项指标的说明和解释。

政府的信息披露机制能够有效地规范政府的投入行为，在接受公众监督的同时也能够及时发现问题并寻找解决方案，第一时间将风险降到最低。有效的政府投入约束机制是覆盖 PPP 全流程的机制，从合作意向的形成，到合作框架的搭建，再到合作合同的执行和管理，每一个阶段都要有严格的约束力来保证政府的投入行为不偏离预计的政府投入目标。

6.4

我国医疗服务 PPP 的政府投入规模情况和问题

就我国目前医疗服务 PPP 入库项目的情况来看，截止至 2016 年 12 月 31 日，医疗卫生类 PPP 项目共有 492 个，如果按照进入执行阶段为落地的话，目前已落地的项目共有 40 个，仅占比 8.1%，还未形成规模（见图 6−1）。进入执行阶段的项目，还都在前期建设阶段，没有进入医院的运营阶段。

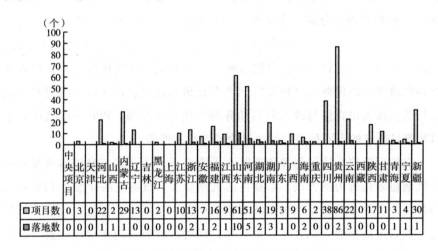

图 6−1 各省市医疗服务 PPP 项目数和落地数

数据来源：财政部政府和社会资本合作中心。

政府投入规模测算方面，40 个落地项目中，有 15 个项目系政府或通过预算内资金，或通过土地、原有医院资产等形式作价入股项目公司。在后续合作回报机制上，40 个项目中，使用者付费的项目有 19 个，政府付费的项目有 8 个，可行性缺口补助的项目有 13 个，比重分布如图 6−2 所示。通过图 6−2 可以看出，使用者付费的回报方式占比将近一半，而政府付费方式仅占 20%。在政府有支付责任的 21 个项目中，只有 1 个项目披露了政府每年的付费额，其余都未披露政府的承诺责任额。另外，在 40 个落地项目中，有 5 个项目披露了社会资本的投资回报率，均在 7% ~ 8% 之间。

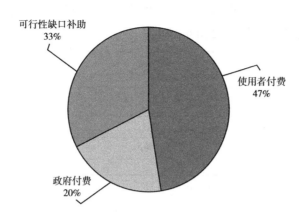

图 6 - 2　落地项目的回报机制分布

数据来源：财政部政府和社会资本合作中心。

从前面的分析中可以看出，我国医疗服务 PPP 项目落地难、运营难也与投入规模管理上的问题有关。

首先，由于我国没有正式的 PPP 法案，PPP 在我国还没有系统的法律框架约束双方的法律关系和法律权利义务，尤其是对政府履约、按期支付义务的约束，这就导致双方在出现争议时，没有保障双方利益、可以供双方诉诸法律的依据。缺乏法律框架约束下的政府投入必然只能依赖政府信用，而许多地方政府信用极低，欠款赖账的历史造成了社会资本对于 PPP 项目并不信任。

其次，政府投入各阶段的信息披露机制还未全面建立，医疗服务 PPP 项目的政府投入金额、对于社会资本的补助金额、或有负债等信息还没有做到全流程披露。目前的财政部政府和社会资本合作中心项目库对于项目详细信息披露不完全，仅限于项目投资总金额、项目合作期限、项目合作方式、项目回报机制等，对于政府投资的具体数额、社会资本的投资回报率、折现率等详细信息却未有披露。数据的不可获得不但不利于公众对其进行监督，而且很多政府可能自己也是一笔无记录的糊涂账，很容易造成财政风险，并且政府部门也没有建立起应急储备等风险应对措施。

在预防财政风险上，我国政府提出"财政承受能力"这一概念。财政部在 2015 年 4 月发布了《政府和社会资本合作项目财政承受能力论证指引》，以下简称《指引》。《指引》从四个方面，即责任识别、支出测算、能力评估和信息披露，提出了政府在开展和实施 PPP 项目时进行财政承受能力论证的工作流程图（见图 6 - 3）。

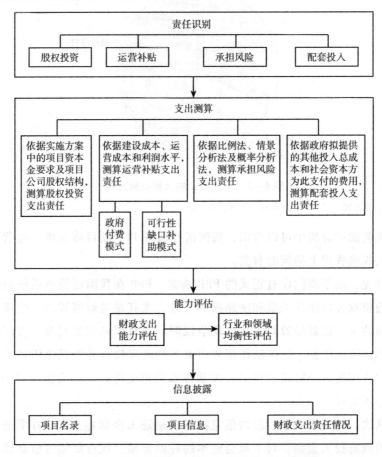

图 6 - 3　PPP 项目财政承受能力论证工作流程图

在"支出测算"方面，我国财政部颁布的《指引》给出了根据不同政府责任需要测算的支出计算公式，公式变量包括项目全部建设成本、合理利润率、折现率等指标，为地方政府在进行项目测算时提供了比较明晰的评估方法。对于医疗服务的 PPP 项目，政府的支出责任可能包括：（1）股权投资支出。（2）每年的政府付费额。一般来说，政府等公共部门在 PPP 合同中约定的每年支付款额会受到几个因素的限制：合同标的总价值、项目期年限、公共部门资金成本、每年公共部门的总预算以及具体项目的预算。此外，支付额的计算还会受到包括预期的通货膨胀率、乐观偏差等其他因素的影响。（3）可行性缺口补助额。（4）或有负债额，包括提前终止合同收回医院时向社会资本支付的合理补偿、政府违约或违规时必须向社会资本支付的赔偿额等。在"能力评估"方面，我国的财政承受能力评估要求将财政承受能力分为财政支出能力评估、行业和领域平衡性评估两个方面：前者提出"每一年度全部 PPP 项目需要从预算中安排的支出责任占一般公共预算支出比例应当不超过 10%"；后者提出"平衡不同行业和领域 PPP 项目，防止某一行业和领域 PPP 项目过于集中"。在"信息披露"方面，《指引》要求"项目所在地财政部门要将有关情况报送省级财政部门备案，并通过财政部 PPP 综合信息平台及时填报相关信息"。

然而，在实际工作中，由于我国没有统一管理所有 PPP 项目的部门，财政部和发改委分管公共服务和基础设施，并且 PPP 项目分散于各个行业主管部门，造成在进行财政承受能力论证时，地方政府不会也无法汇总统计所有 PPP 项目的财政投入和某一行业 PPP 项目的财政投入，而是只看单个项目是否超过 10%，这就造成了财政承受能力评价失去意义，最终造成过度投资，带来财政风险。而且，财政承受能力的论证需要政府按照不同的支出责任编制资产负债表和现金流量表，对于这一工作能力的缺乏也使得实际的论证工作困难重重。对于如何"平衡不同行业和领域"，我国财政部制定的《指引》中也没有给出具体的标准，也就是说，政府应该在医疗服务的 PPP 项目上投入多少，许多地方政府也是一头雾水。

7

医疗服务 PPP 的政府
投入效率分析

    财政资金的使用必须是有效率的。在医疗服务 PPP 中，为了使政府资源得到合理、有效的分配和使用，政府投入要符合一定的效率原则，以便实现医疗服务的合作目标。政府投入的效率可以从两个方面来分析：一个是财政支出的效率问题，即物有所值；另一个则是医疗服务供给的效率问题。

7.1

物有所值评价

    有效率的政府投入必须是科学的，必须是符合资源使用的客观规律的。作为 PPP 项目的分析指引，VFM（Value for Money，物有所值）分析程序已经有很多年的发展历史了。它起源于 PPP 经验丰富的英国，现在已经被世界上很多国家用于分析和评价现实中的 PPP 项目。它是政府等公共部门在判断"引入社会部门资金是否能够比传统的政府出资方式更好地获得资金价值"时所使用的分析工具。政府在决策时，可以参考物有所值原则来考虑通过 PPP 的方式提供医疗服务是否能够帮助政府实现最初的合作目标。

    所谓物有所值，主要包含几个驱动因素：风险在公、私双方之间得到最优分配，关注整个生命期成本而不仅仅是最初投入的成本，明确详细的输出结果标准，足够的灵活性，有效的激励措施，合同期年限，能够胜任的经验和专业能力，外部性，对员工的保护，长期稳定性等。

（1）VFM 的定量分析。

国际通用的物有所值定量分析有一套标准的模型，由于其相对简单和容易操作，在实际中发挥了很重要的作用。设定标准模型的初衷在于：第一，确保有简单的方法可以在项目初期进行分析；第二，使政府部门的重心放在模型的基本假设和与定性判断的相互作用上；第三，为政府部门降低成本，确保决策权掌握在政府自己手中，而不是咨询公司（因为复杂的模型计算需要政府等公共部门聘请外部专业机构进行）；第四，令公共部门行动一致，改善基本的证据基础。VFM 定量分析模型是分析 PPP 项目的唯一定量工具，目前还没有其他可以用来比较政府合同的标准模型。

VFM 定量分析模型的变量是一系列关于 PPP 模式和传统模式的成本和现金流出现时间的假设。本质上讲，VFM 定量分析模型就是一项成本效益分析：采用 PPP 模式和传统政府出资模式（公共部门参照物）的未来成本会产生差异，将两种模式未来各期间的成本现金流进行折现，然后比较整个项目生命期间两类模式产生的总成本的现值，判断项目是否符合物有所值原则，即 PPP 模式的总成本是否小于传统模式下的总成本。

我国财政部在 2015 年制定了我国的物有所值分析原则——《PPP 物有所值评价指引（试行）》。定量评价是在假定采用 PPP 模式与政府传统投资方式产出绩效相同的前提下，通过对 PPP 项目全生命周期内政府方净成本的现值（PPP 值）与公共部门比较值（PSC 值）进行比较，判断 PPP 模式能否降低项目全生命周期成本。其中的 PPP 值可等同于 PPP 项目全生命周期内股权投资、运营补贴、风险承担和配套投入等各项财政支出责任的现值；PSC 值是参照项目的建设运营维护净成本、竞争性中立调整值（PSC 比 PPP 少支出的费用，包括土地费用、行政审批费用、有关税费等）、项目全部风险成本（包括转移给社会资本的风险和政府保留的风险）三者的现值之和。当 PPP 值小于或等于 PSC 值时，认定通过定量评价；反之，则认定未通过定量评价，应放弃采用 PPP 模式。

下面以北京门头沟区 IOT 医院为例，简单计算说明定量模型的应用。

PSC 值的相关影响因素：政府资本成本为 6%（我国 20 年期国债的近似收益率 4%＋GDP 平减指数 2%），政府通过发行债券筹资，期限为 7 年；因为 IOT 没有改变事业单位属性，因此不考虑竞争性中立调整值；风险转移成本（经营不善风险由社会资本赔偿 10 万 ~ 100 万元）。于是有：7500 × (1 + 6%)^7 = 11277.23 万元，则 PSC 值在 11287.23 万元至 11377.23 万元之间。

PPP 的相关影响因素：如表 7 - 1 所示，根据凤凰医疗披露的数据，假设管理费按照医疗单位收入的平均增长率 10% 的速度增长，折现率为 6%，则 2011 ~ 2030 年合同期间，PPP 值（财政支出责任现值）为 10947.2 万元。

表 7 - 1　　　　　门头沟区 IOT 医院历年管理费　　　　　单位：万元

年份	2011 年	2012 年	2013 年	2014 年	2015 年
金额	140.0	540.0	344.5	372.3	570.1
年份	2016 年预	2017 年预	2018 年预	2019 年预	2020 年预
金额	627.1	689.8	758.8	834.7	918.2
年份	2021 年预	2022 年预	2023 年预	2024 年预	2025 年预
金额	1010.0	1111.0	1222.1	1344.3	1478.7
年份	2026 年预	2027 年预	2028 年预	2029 年预	2030 年预
金额	1626.6	1789.2	1968.1	2165.0	2381.4

由于 PPP 值小于 PSC 值，因此此项目通过物有所值的定量评价。

（2）VFM 的定性分析。

在定性分析上，我国财政部的物有所值原则定性评价指标包括全生命周期整合程度、风险识别与分配、绩效导向与鼓励创新、潜在竞争程度、政府机构能力、可融资性六项基本评价指标。全生命周期整合程度指标主要考核在项目全生命周期内，项目设计、投融资、建造、运营和维护等环节能否实现长期、充分整合。风险识别与分配指标主要考虑在项目全生命周期内，各风险因素是否得到充分识别并在政府和社会资本之间进行合理分配。绩效导向与鼓励创新指标主要考核是否建立以基础设施及公共服务供给数量、质量和效率为导向的绩效标准和监管机制，是否落实节能环保、支持本国产业等政府采购政策，能否鼓励社会资本创新。潜在竞争程度指标主要考核项目内容对社会资本参与竞争的吸引力。政府机构能力指标主要考核政府转变职能、优化服务、依法履约、行政监管和项目执行管理等能力。可融资性指标主要考核项目的市场融资能力。同时规定，项目本级财政部门会同行业主管部门，可根据具体情况设置补充评价指标，包括项目规模大小、预期使用寿命长短、主要固定资产种类、全生命周期成本测算准确性、运营收入增长潜力、行业示范性六项基本指标未涵盖的影响因素。

在各项评价指标中，六项基本评价指标权重合计为80%，其中任一基本评价指标权重一般不超过20%；补充评价指标权重合计为20%，其中任一补充评价指标权重一般不超过10%。每项指标评分分为五个等级，即有利、较有利、一般、较不利、不利，对应分值区间分别为 81～100 分、61～80 分、41～60 分、21～40 分、0～20 分。项目本级财政部门会同行业主管部门，按照评分等级对每项指标制定清晰准确的评分标准。根据设定的评分标准，专家对项目的各项指标进行评价打分，定性评价专家组包括财政、资产评估、会计、金融等经济方面的专家，以及行业、工程技术、项目管理和法律方面的专家等。评分结果在 60 分（含）以上的，通过定性评价；否则，未通过定性评价。

政府部门对于物有所值原则的应用，不论是定量模型的成本效益分析，还是定性分析的检查和判断，在合同开始前的决策阶段和开始后的运营阶段都应该持续不断地进行。尤其是在医疗服务行业，定性分析较定量分析更加关键。除了一般性分析之外，还要对医疗行业的软设施管理做相应的分析。软设施管理，也叫作软服务，一般指的是医院为维持每日的资产运营必须进行的支持服务，比如餐饮、清洗、安保和护工等常见的服务。虽然这些服务一般不需要太高的资本或者不会对基础资产有重大的影响，但是由于 PPP 项目的广泛性，对于不同的资产，软服务的重要性和影响可能都不同。在医疗 PPP 项目中，软服务对用户体验有着很重要的作用，可能会影响就医患者的选择。

7.2

医疗服务的供给效率评价——基于数据包络分析（DEA）模型

由于医疗服务的特殊性，对政府投入的效率评价不能仅考虑财政资金的分配和使用效率，还要考虑医疗服务的供给效率情况。效率是医疗服务的产出与投入的比率，任何有效的系统是相对于消耗的资源（资源、时间和金钱）实现更高水平的性能（输出）的系统。医疗服务系统是一个复杂的多目标生产系统，是以高技术和高知识的人力资本作为主要投入成本的，因此医疗服务的供给效率不单纯表现为收入、客流量的增加，同样表现为医疗水平的提高、病人满意度的改善、等待时间的缩短等。

在运用投入产出理论评价医疗服务的供给效率时，医疗卫生资源一般被当作投入变量，如总运营费用、医生和护士数量、床位数等，而医疗卫生服务被视为产出变量。医疗服务的直接产出既可用门诊人次、住院人次、手术人次、病床护理时间和医疗卫生保健受益人数等实物量指标表示，也可用门诊收入、住院收入等价值量指标表示。医疗服务提供者的产出除了可用医疗服务量和医疗收入等直接产出表示外，还可用人均期望寿命、婴儿死亡率、孕产妇死亡率等间接产出来表示，这些间接产出代表了国民的健康水平，是政府提供医疗卫生服务的根本目标。

在实物量指标上，病床服务量是一种常用的医疗服务产出指标，它的表现形式是病床的利用状况。在既有床位数量的约束下，患者的平均住院时间越短，病床利用率越高，可以接待的患者就越多。病床服务量的大小与医疗水平、医疗手段的先进性成反比。越是先进的医疗方法对患者的身体损伤越小，患者恢复的时间也就越快，一定时间内医疗机构可以救助的患者也就越多。但是，医疗服务的产出本身具有非常大的异质性，这就决定了即使是同一类型疾病的患者，由于个体身体素质的差异和其他条件的影响，医疗机构对他们提供的治疗服务也不完全相同，因而所得到的医疗服务质量也各不相同，患者的反应效果和恢复时间也不同。因此，在评价医疗服务产出质量时，无法仅从医疗机构内部的统计数据出发，还必须考虑患者的评价和看法，患者满意度可以作为医疗服务产出水平实物量指标的补充。在价值量指标上，医疗收入是衡量医疗机构服务产出的一个较好的价值量指标，因为医疗服务机构的收入数据既容易具体量化又容易获得，而且方便不同地区、不同性质的医疗机构之间进行比较分析。

除了通常的医疗机构供给评价标准以外，选择 PPP 模式的一个重要原因是尽可能地利用社会部门的创新能力以提高服务的供给效率。对于医疗机构来说，创新不是指拿病人的身体健康冒险来测试新疗法，而是通过实施已经被其他行业或国外证明的先进设计和体系。因此，创新手术数量等体现创新水平的指标也应该作为衡量 PPP 医疗机构的产出变量。

目前对医疗卫生服务效率的评价多数采用非参数数据包络分析（Data Envelopment Analysis，简称 DEA）方法。数据包络分析特别适合对具有多投入和多产出特点的同类决策单元进行效率评价，因此非常适合对医疗机构的产出情况进行分析。在医疗卫生领域，它不仅适用于不同医院间的横向效率比较，以及对同一医院在不同时期的效率进行比较，而且还可用于医院内部各科室间的效率评价。除 DEA 法以外，随机前沿分析（Stochastic Frontier Analysis，简称 SFA）也是常用的评价医疗机构运营效率的方法，相比于非参数分析，它的优点在于考虑了随机因素的影响，即将实际产出分为生产函数、技术无效率和随机因素三部分。下面以 DEA 法为例进行简单介绍。

DEA 使用数学规划模型，评价具有多个输入，特别是多个输出的相同类型"部门"或"单位"（称为决策单位，Decision Making Unit，简称 DMU）间的相对有效性（称为 DEA 有效），根据对 DMU 的数据观察，判断其是否位于生产可能集的"生产前沿面"上。输入数据是指决策单元在某种活动中需要耗费的某些量，比如投入的资金总额、劳动力数量、占地面积等；输出数据是指决策单元在经过输入之后，产生的表明该活动成效的某些量，如产品的数量、质量、经济效益等[①]经典的 DEA 模型包括 C^2R、BC^2、FG、ST 以及 WY 模型，其中 C^2R 模型是第一个 DEA 模型，也是最具代表性的模型，它是专门用来判断决策单元是否同时技术有效和规模有效的。C^2R 模型的表达式如下：

假设有 n 个具有可比性的部门或单位，每个 DMU 都有 m 种类型的投入量，以及 s 种类型的产出量，则有：

x_{ij} = DMU – j 对第 i 种投入的数量

y_{rj} = DMU – j 对第 r 种产出的数量

v_i = 对第 i 种投入的权重

u_r = 对第 r 种产出的权重

其中 i = 1，…，m；r = 1，…，s；j = 1，…，n

① 魏权龄. 评价相对有效性的数据包络分析模型——DEA 和网络 DEA [M]. 北京：中国人民出版社，2012.

有矩阵：

（决策单元）		1	2	$\cdots$	n		
v_1	1	x_{11}	x_{12}	$\cdots$	x_{1n}		
v_2	2	x_{21}	x_{22}	$\cdots$	x_{2n}		
$\vdots$	$\vdots$	$\vdots$	$\vdots$		$\vdots$		
v_m	m	x_{m1}	x_{m2}	$\cdots$	x_{mn}		
		y_{11}	y_{12}	$\cdots$	y_{1n}	1	u_1
		y_{21}	y_{22}	$\cdots$	y_{2n}	2	u_2
		y_{s1}	y_{s2}	$\cdots$	y_{sn}	s	u_s

记：

$$x_j = (x_{1j},\ x_{2j},\ \cdots,\ x_{mj})^T,\ j = 1,\ 2,\ \cdots,\ n$$

$$y_j = (y_{1j},\ y_{2j},\ \cdots,\ y_{sj})^T,\ j = 1,\ 2,\ \cdots,\ n$$

建立评价决策单元 DMU——j_0 的 C^2R 模型（$1 \leq j_0 \leq n$），令：

$$x_0 = x_{j0}$$

$$y_0 = y_{j0}$$

以单位投入的产出计算效率，对 DMU——j_0 进行相对有效性评价：

$$C^2R\begin{cases} \max \dfrac{u^T y_0}{v^T x_0} = h_{j0} \\[2mm] \dfrac{u^T y_j}{v^T x_j} \leq 1,\ j = 1,\ \cdots,\ j_0,\ \cdots,\ n \\[2mm] v \geq 0,\ v \neq 0 \\[1mm] u \geq 0,\ u \neq 0 \end{cases}$$

若存在最优解 $v^0 > 0$，$u^0 > 0$，使效率指数 $h_{j0} = 1$，则称 DMU——j_0 为 DEA 有效。当考虑具有非阿基米德无穷小 ε 的 DEA 模型时：

$$D^\varepsilon\begin{cases} \min[\theta - \varepsilon(e^T s^+ + \hat{e}^T s^-)] \\[2mm] \sum\limits_{j=1}^{n} x_j \lambda_j + s^- = \theta x_0 \\[2mm] \sum\limits_{j=1}^{n} y_j \lambda_j - s^+ = y_0 \\[2mm] \lambda_j \geq 0,\ j = 1,\ \cdots,\ n \\[1mm] s^+ \geq 0,\ s^- \geq 0 \end{cases}$$

当最优解 $\theta^0 = 1$，$e^T s^{0+} + \hat{e}^T s^{0-} = 0$ 时，DMU——j_0 为 DEA 有效。在实际操作中，取 ε 足够小，如 10^{-5}，利用单纯形方法求解，可通过线性规划软件辅助完成。

本书利用 Deap 2.1 软件，对北京地区 44 家三级综合医院（不包括口腔、精神病等专科医院）进行了 DEA 有效性分析。通过对比分析 PPP 医院和 PSC 医院，可以直观地看出 PPP 医院的供给效率高低。根据《北京卫生年鉴（2014）》披露的数据，模型中选取 3 个投入变量：床位数、卫生技术人员占职工总数的比重、医疗设备总价值；同时选取诊疗人次、平均住院日倒数、床位使用率、出院人次、住院手术例数 5 个产出变量。分析结果如表 7 - 2 所示。

表 7 - 2　　　　　　　　　DEA 评价结果

DMU	DEA 有效指数	DMU	DEA 有效指数
卫生部北京医院	0.835	北京中医药大学东直门医院	0.894
卫生部中日友好医院	0.978	北京中医药大学东方医院	0.850
北京协和医院	0.977	北京中医药大学第三附属医院	0.703
中国医学科学院肿瘤医院	0.917	首都医科大学宣武医院	0.853
中国中医科学院西苑医院	1.000	北京友谊医院	1.000
广安门医院	1.000	北京朝阳医院	1.000
望京医院	0.950	北京同仁医院	1.000
北京大学第一医院	0.976	北京天坛医院	0.960
北京大学人民医院	0.841	北京安贞医院	0.925
北京大学第三医院	1.000	北京世纪坛医院	0.786
北京大学首钢医院	0.802	北京中医医院	1.000
北京妇产医院	1.000	北京顺义区医院	0.740
北京儿童医院	1.000	北京市平谷区医院	0.903
北京地坛医院	0.922	北京华信医院	0.708
北京佑安医院	0.961	煤炭总医院	0.821
首都医科大学附属复兴医院	0.745	民航总医院	1.000
北京王府中西医结合医院	0.552	航空总医院	0.907

续表

DMU	DEA 有效指数	DMU	DEA 有效指数
北京房山区中医医院	0.747	航天中心医院	0.838
北京大兴区人民医院	0.775	北京电力医院	0.887
北京通州区潞河医院	0.883	北京博爱医院	1.000
北京市昌平区医院	0.793	北京京煤集团总医院	0.865
北京昌平区中西医结合医院	0.868	北京燕化医院	0.917

44 家医院效率指数的平均值为 0.888，其中，北京京煤集团总医院和北京燕化医院是前面案例提到的 PPP 托管医院，两者的综合效率分别为 0.865 和 0.917。京煤集团总医院评价结果如表 7-3、表 7-4 所示。

表 7-3　　　　京煤集团总医院评价结果（产出变量）

产出变量	原始值	理想值	可提高
诊疗人次	611661 人次	842607.516 人次	37.76%
平均住院日倒数	0.055	0.067	21.82%
平均住院日	18.18 日	14.93 日	3.25 日
床位使用率	91.80%	91.80%	0
出院人次	14725 人次	14737.595 人次	0.09%
住院手术例数	3100 例	11215.511 例	362%

表 7-4　　　　京煤集团总医院评价结果（投入变量）

投入变量	原始值	理想值	可减少
床位数	742 张	667.071 张	10.1%
卫生技术人员占职工总数的比重	76.50%	71.90%	6.01%
医疗设备总价值	16174 万元	15197.662 万元	6.04%

从表 7-3 及表 7-4 可以看出，北京京煤医院还未实现有效：从产出变量来看，诊疗人次、平均住院日、手术例数还存在产出不足的情况，尤其是手术例数，可提高 362%；从投入变量来看，目前还存在冗余的情况。另一方面，从北京燕化医院的评价结果发现，它的纯技术效率为 1，规模效率为 0.917，且为规模报酬递增，说明北京燕化医院需要扩大经营规模，才能提高它的 DEA 有效指数。

7.3

我国医疗服务 PPP 政府投入效率的问题

虽然我国政府在 2014 年就已经制定了评价政府投入效率的物有所值指引，但是在实际应用中却被流于形式，没有发挥其应有的作用。在医疗服务 PPP 中，政府投入时风险收益分配不均等、定量评价模型操作复杂、公共部门缺乏可比数据等都是物有所值丧失作用的原因。

风险的分担是 PPP 定义中最重要的部分，也是物有所值评价关注的重点之一：风险伴随着任何一项投资行为，通过 PPP 合同将恰当的风险分配给另一方是政府选择 PPP 的原因，也是财政投入效率的表现。因此，如何在公私双方之间分配风险是 PPP 中的关键问题，任何一方承担了超过自身负担能力的风险可能都会导致项目的失败。为履行 PPP 合同，政府和社会部门都要承担各自的风险，比如政府可能要承担公共服务项目失败、预算超支、社会矛盾等风险，而社会部门则可能要承担成本上涨、政府违约、高估收益导致入不敷出、融资困难、缺乏运营经验等风险。风险可以被识别、定价、可以保留在政府也可以通过适当的支付机制和合同条款从政府转移到社会部门。不同的合同类型应用的背景不同，伴随的潜在风险在双方之间的分担效果也因此不同。比如，特许权合同就是政府将大部分风险都转移到了社会部门一方，因此对于以解决财政投入不足问题为合作目标的政府来说有着很大的吸引力。但是，相比于承包合同，特许权合同将医院的建造和核心医疗服务的运营权利都转移给了社会部门，政府仅保留所有权，可能会出现政府无法控制医疗服务质量的问题，也可能会产生逆向选择和道德风险等市场失灵的现象。

由于我国政府对于自身和社会资本在医疗服务 PPP 中的地位存在认识上的偏差，目前我国的医疗服务 PPP 仍然是政府占主导地位、社会资本占从属地位的关系，双方的关系不平等。地位的不平等导致了风险分担和收益分配的不平等。比如，上文提到的凤凰医疗案例中，合同约定：一旦社会资本管理的医疗机构出现亏损，社会资本要对政府进行弥补，而一旦政府决定终止合同，却不需要对社会资本进行补偿。这种风险分担的不合理，社会资本承担过重责任的现象是我国医疗服务 PPP 项目难开展的一个原因，也不利于长远的 PPP 建设。

社会资本不愿意参与医疗服务 PPP 的另一个原因是担心会出现不可控风险，包括服务需求量由于新项目或公立医院的竞争被分流、政府对医疗服务价格进行调整，甚至是发生法律法规的修改、政府换届带来的政策变化等，投资项目很可能直接遭遇暂停甚至终止，导致社会资本无法收回投资。这一部分本应属于政府承担的风险却被转移到了社会资本身上。

在收益方面，由于我国政府对于医疗服务定价的规定和定点医疗机构等政策的影响，医疗服务 PPP 项目的使用者付费有限，再加上非营利医院对剩余索取权的限制，社会资本的直接收益有限，需要寻求其他收益以维持运营成本，包括供应链服务、特需服务等。随着竞争风险、融资风险等各类风险的增加，即使社会资本可以从政府部门获得缺口补助，收益也可能仍然无法覆盖不断增长的成本。

在实际操作中，一些地方政府对于物有所值原则的认识并不到位，对现有项目和潜在项目缺乏论证程序和评价机制。一方面，对政府投入进行决策的官员对于专业的医疗服务领域并不了解，同时也没有设立包含医疗行业专家在内的决策小组或者智囊团队，导致决策人员在进行项目论证和评价时有心无力；另一方面，许多政府部门对于物有所值原则的本质和意义缺乏根本了解，在这种情况下，即使是中央政府反复强调并要求地方政府相关部门进行物有所值等方面的论证，对于地方政府来说，很多实际中的论证只是流于形式，对于 PPP 项目是否能够获得资金效益、是否会产生医疗风险、财政支付风险、社会风险等问题也没有进行事前的考虑和预防。

专业知识的缺乏是一个方面，实际评价中的困难是物有所值流于形式的另一个原因。最典型的一个困难是缺乏公共部门可比参照物的数据。定量分析需要对比 PPP 模式下的成本和公共部门参照物的成本，可是很多时候，公共部门参照物的数据很难获得，导致在实际执行中，定量评价形同虚设。而且，从前文的介绍可以看出，我国定量分析模型的 PPP 值需要考虑全生命周期内所有的政府支出责任，不仅仅是合同约定的固定支出，还包括运营补贴等非固定支出，而非固定支出是很难预测的，这一要求就给决策阶段的政府部门带来难度。还有，有时候地方政府要同时面临公共服务的需求和上级部门的压力，对于某些医疗服务项目，可能政府在评价时发现其并不符合物有所值原则，但是政府已经无力为医疗服务需求支付更多费用，再加上上级部门对于 PPP 模式的倡导，通过 PPP 的方式来提供医疗服务变成了唯一的选择，最后物有所值评价分析流于形式，不符合成本最优原则的项目依然通过评价，埋下了政府未来的财政支出风险。

另外一点，我国医疗服务行业环境异常复杂，通用的物有所值定性评价对医疗行业的适用性不强，评价指标没有关注医疗行业最关键的问题，包括：政府以前是否有运用和管理医疗服务 PPP 项目的经验、以前的 PPP 项目医疗服务供给效率如何、潜在项目开展后是否有足够的患者维持运营、医疗人才缺乏的问题如何解决、是否有足够的有能力的社会资本参与竞标、政府能否通过 PPP 模式实现医疗服务的目标等。由于没有针对医疗服务行业特殊的评价指引，政府在实际投入时，如果仅按照一般的评价指标作出判断而没有从医疗服务的特殊性角度去评价 PPP 项目，就会导致许多医疗服务项目花费了大量时间精力进行论证却迟迟无法落地，又或者是花费大量资金进行建造的医疗机构却经营惨淡。

8

英国医疗服务 PPP 的
政府投入经验

国外的医疗服务 PPP 已经随着近年来的发展积累了很多的成功经验，政府的投入已经比较成熟，然而，由于医疗服务本身的复杂性，在实践中，仍然会出现很多问题。英国作为医疗服务 PPP 经验最为丰富的国家，自 1994 年就已经开始启动医疗服务 PPP 项目了，医疗服务领域目前也是英国 PPP 项目最多的领域之一。许多国家在推行 PPP 的实践中都吸收了英国的做法，比如加拿大、澳大利亚等。因此，本书认为有必要分析英国医疗服务 PPP 的政府投入，寻找我国可以借鉴的经验教训。

8. 1

英国的医疗服务体系及 PPP

英国的医疗服务体系包括公立医疗和私立医疗，前者又被称为国家健康服务 （NHS），由国家财政购买医疗服务，覆盖 99% 的英国人；私立医疗作为公立医疗的补充，主要服务于收入较高且对医疗服务有较高需求的人群。

NHS 体系是由初级卫生保健、二级医疗服务、三级医疗服务组成的金字塔型结构。最底部的是初级卫生保健，又称全科医疗。NHS 规定每个英国居民需指定一位全科医师作为家庭医师，由全科医生对患者进行初步诊断治疗。二级医疗服务的提供方是医院，由政府的医院管理部门管理，二级医院接待的患者是从全科医师处转诊来的，医生通过转诊单了解患者的情况，患者出院时医生会把注意事项传达给患者的全科医师。三级医疗服务是专门用来解决疑难杂症的专家服务，不负责一般诊疗。英国的公立医疗体系将基础医疗和预防的责任都放在了底部全科医疗的层面，并且要求二级医疗服务的前提是全科诊疗，这一规定使得医疗资源得到了合理的运用，避免出现资源错配的拥挤现象。

20 世纪 90 年代之前，英国政府主导医疗卫生体系，既是卫生服务的提供者，又是购买者。但是，英国政府逐渐发现了医院建设过程中的两个主要问题：一是医院基础设施建设落后，存在着预算超支和工程超期的问题；二是财政拨款不能满足不断增长的医疗服务需求。与此同时，私人投资者不断发展壮大，他们手中的资金迫切希望寻找安全可靠的投资途径。于是，英国政府提出了公私合营建设医院的方案。

在创新和开发能够激励社会资本提供公共服务的措施方面，英国一直走在世界前列。1992 年，英国启动了一种新型的 PPP 方式，称为私人资金启动行动（PFI，Private Finance Initiative）。PFI 是 PPP 的一种形式，指利用私人资本建立公共基础设施，有时还会运营公立机构，并按照社会部门合同重新雇佣之前属于公共部门的职工。PFI 不同于私有化，因为公共部门仍然保留服务购买者或项目推动者的重要角色，它也不同于一般的服务承包合同，因为私人投资者在提供服务的同时也必须投入资本资产。私人资金启动行动设立的初衷是英国政府希望通过私人部门的初期设计、建造和运营过程，激励公、私部门持续协同合作，提高行业的灵活度和服务效率。PFI 使英国政府将融资风险和建设责任转移给了私人部门，由私人部门承担初始筹资压力，避免了政府部门的大规模初始投资。随着对公共支出责任和效率的要求越来越高，私人资金启动行动和它的多种形式被很多国家运用，作为广义私有化和金融资本化的一部分。

PFI 被广泛应用于英国的基础设施建设上，涵盖范围从 10 万英镑的地方学校的信息技术更新合同到欧洲最大的建筑项目——价值 40 亿英镑的英法海底铁路隧道项目。英国已经有 20 多个不同部门、100 多个不同的公共机构签订了私人资金启动行动合同。使用私人资金启动行动最多的政府部门是交通运输部（项目的资本价值大约占所有项目价值的 20%）和卫生部（2002 年时就已经签订了大约 120 份独立的私人资金启动行动合同，典型的医院项目包括伊丽莎白女王医院、考文垂大学医院、皇家公主大学医院、皇家伦敦医院、伍斯特皇家医院等)。

根据英国财政部 2014 年公布的报告显示,截至 2014 年 3 月 31 日,英国处于进行中和在建中的 PFI 项目有 728 个,其中医疗项目有 123 个,占比 16.9%,仅低于教育项目 (168 个),排名第二位;医疗项目总价值约为 120.83 亿英镑,占所有项目总价值 (565.5 亿英镑) 的 21.4%,排在第一位[①]。

8.2

政府投入方式

在医疗服务 PFI 项目的政府投入上,英国政府已经积累了很成熟的经验。英国公立医院投资建设的典型 PFI 模式是设计—建设—融资—运营 (DBFO)。与政府公共部门签订合同的一般是一个私人部门集团,技术上成为"特殊利益实体"(SPV)。私人集团通常是为了提供私人资金启动行动而成立,由一系列私人部门投资者所有,一般包括一家建筑公司、一个服务提供商和一家银行。典型的私人资金启动行动参与方的组织结构包含三部分或者说三个法律实体:一家控制公司,被称为首领公司,性质上和特殊利益实体一样;一家提供资本设备或者基建设施的公司,被称为资本公司;一家负责服务或者运营的公司,被称为运营公司。主合同是在公共主管部门和首领公司之间签订,主合同的要求通过二级合同流到资本公司和运营公司,有时还会有三级转包合同,分包商一般和首领公司有共同的股东。私人集团的基金用于项目设施的建造和维护,以及项目合同期间的资本更新替代费用。一旦项目开始运营,这个特殊利益实体就成为消费者和机构运营者沟通的渠道,特殊利益实体针对媒介服务收取相应的服务费。根据项目类型的不同,私人资金启动行动合同期一般是 25～30 年,也有短于 20 年或者长于 40 年的合同,但是很少。双方的合同约定,私人部门负责建设资金的筹集和医院的建设、运营,并在合同期限内承担建筑的维修保养和管理非医疗业务,如餐饮、清洁、洗涤、安保等。合同期间

---

① 数据摘自英国财政部公开报告《Private Finance Initiative Projects: 2014 Summary Data》。

内，医院建筑设施的所有权属于私人部门，期限届满后，所有权转移给政府。英国医疗服务 PFI 的特点在于：公私双方合作的领域仅限于医院的非医疗服务，而核心的医疗服务则由公立医院全权负责，与私人部门无关。

由于英国的 NHS 医疗体系是公费医疗，即居民的就医费用完全由政府支出，不需要个人付费，因此在英国的医疗服务 PFI 中，政府投入的方式没有使用者付费，全部依赖于政府的直接付费。

政府每年向私人集团支付的费用包含两部分：一部分是可用性付费（Availability Payment），即医院设施达到可用状态后的固定支付，包含建设的本金和利息以及满足生命期的财务费用；另一部分是服务费，涵盖设施管理，与私人集团非核心医疗服务的运营绩效有关。

合同期内，私人集团按照合同要求提供特定服务，服务期内政府按照"无服务无费用"的绩效标准支付费用。政府公共部门会事先设计"产出要求说明书"，列出私人集团要达到的目标，如果私人集团按照合同约定提供相应标准的服务，政府必须按时向私人集团支付合同约定的费用；如果私人集团无法达到协议要求的标准，在产出未达到标准要求之前，它将无法获得这项服务的款项；如果在协议期限内，私人集团仍无法达到规定的服务标准，政府有权利终止合同，给予私人集团适当的补偿，而后收回项目医院的所有权。通常情况下，大部分项目合同为了确保私人出资，政府会在合同中保证，一旦合同终止，政府会全额偿还私人的借款资金，因此终止合同在现实中是最后的选择。

8.3

政府投入规模

英国最早的医疗服务 PFI 项目从 1994 年年底就开始筹备了，经过几年的建造和准备，医疗服务合同的公共部门从 1998 年开始支付年度费用。由于年度费用是在合同签订时就已约定好，属于政府的直接付费责任，因此英国政府规定各主管部门每年的合同支付额都要计入财政预算，英国财政部每年都会对全部 PFI 的财政支付额进行统计和披露，同时英国国家审计署每年都会对政府的公共支出进行审计，也会抽查 PFI 项目进行审计和绩效评价。

为了保证医疗服务行业 PFI 项目的平衡，英国政府规定，各部门 PFI 项目的财政支出不能超过部门年度预算的 6% ~ 7%。本文认为，这个比例只是政府设定的财政承受能力的最高限额，要保证 20 年医疗服务 PFI 项目的稳定运行，政府在进行投入时应该会有更加精确的考虑。因此，本文通过对英国政府每年医疗服务 PFI 项目的支出额进行实证分析，以求检验医疗 PFI 每年的支出额与公共部门预算、所有 PFI 每年支付总额是否存在稳定的比例关系。

从总体来看，每年在医疗服务项目上的总支付额受三个因素的限制：已经进入运营阶段的医疗服务项目的总价值（Capital Value）、医疗服务部门总预算、所有 PFI 项目的每年支付总额。由于大多数的经济数据都是非平稳的时间序列，但是这些经济指标之间应该具有均衡关系。因此，首先假设医疗服务总支出额与上述三个因素之间存在如下协整关系：

方程 A：$hpppt = \alpha + \beta1 \times cvt + \beta2 \times gpppt + \beta3 \times hbugt + ut$

其中，hppp 代表医疗服务 PFI 项目每年支付额、cv 代表医疗服务项目总价值、gppp 代表所有 PFI 项目的每年支付总额、hbug 代表医疗服务部门的总预算。

取 1998 ~ 2015 年上述四个变量的数据①，如表 8 - 1 所示。

表 8 - 1 　　　　　　　　　1998 ~ 2015 年的主要数据　　　　　　　　单位：百万英镑

期间	GDP	财政总预算	医疗总预算	所有 PFI 每年支付总额	医疗 PFI 项目价值（不包括在建的未完工项目）	医疗 PFI 每年支付额
1998 ~ 1999 年	923294	155300	37500	560.5	28.9	1.6
1999 ~ 2000 年	963196	165100	40500	786.3	82.9	14.5
2000 ~ 2001 年	1023512	172300	44000	1081.6	429.6	73.8
2001 ~ 2002 年	1062262	210691	51994	1789.3	1008.1	178.1
2002 ~ 2003 年	1117171	229758	55405	2280.9	1599.8	267.8
2003 ~ 2004 年	1190525	244856	61865	2941.7	2313.2	381.8
2004 ~ 2005 年	1255191	253797	66960	3631.4	2436.7	435.4
2005 ~ 2006 年	1326660	270436	72750	4215.5	3800.0	538.0

---

① 数据均摘自英国财政部每年的公开政府预算报告。

续表

期间	GDP	财政总预算	医疗总预算	所有 PFI 每年支付总额	医疗 PFI 项目价值（不包括在建的未完工项目）	医疗 PFI 每年支付额
2006~2007 年	1403726	283354	76658	5051.6	6284.6	743.5
2007~2008 年	1480956	299978	82349	5823.8	7191.8	900.4
2008~2009 年	1518675	313483	88761	6462.1	8255.2	1083.2
2009~2010 年	1482144	334800	95957	7194.3	9463.6	1252.6
2010~2011 年	1558365	346072	97469	7873.2	10765.6	1461.6
2011~2012 年	1617677	340984	100266	8634.8	10765.6	1636.2
2012~2013 年	1655384	338555	102571	9436.0	11101.6	1789.7
2013~2014 年	1713122	338731	106496	9930.6	11133.6	1867.5
2014~2015 年	1791490	333629	110555	10289.7	11563.6	1964.8
2015~2016 年	—	337100	113326	10466.8	11753.5	2024.7

注："—"代表数据缺失。

数据来源：英国财政部。

通过对各类数据时间序列的单位根检验，发现 GDP、财政总预算、医疗项目价值、每年支付额都是非平稳序列，且均为二阶单整序列。利用 Eviews 做上述方程的多元回归，得到如表 8-2 所示结果。

表 8-2   一般模型估计结果和检验

Variable	Coefficient	Std. Error	t - Statistic	Prob.
C	505.8132	154.9726	3.263887	0.0057
CV	0.024698	0.015190	1.625897	0.1263
GPPP	0.307759	0.029287	10.50827	0.0000
HBUG	-0.018148	0.003853	-4.709951	0.0003
R - squared	0.996633	Mean dependent var		923.0667
Adjusted R - squared	0.995912	S. D. dependent var		726.2573
S. E. of regression	46.43663	Akaike info criterion		10.70718
Sum squared resid	30189.05	Schwarz criterion		10.90504
Log likelihood	-92.36466	Hannan - Quinn criter.		10.73447
F - statistic	1381.410	Durbin - Watson stat		0.807644
Prob（F - statistic）	0.000000	—	—	—

注："—"表示无数据。

数据显示，$R^2 = 0.996633$，说明三个因素，即资本价值、每年 PFI 支出总额和医疗服务总预算，能够解释每年医疗服务 PFI 支出额的 99.66%。这个比例是非常高的。但是，回归的结果发现，HBUG 的 β 系数为 -0.018148，该值为负数，意味着医疗服务总预算和医疗 PFI 每年支出额呈负相关，这不符合经济学常识，说明上述假设的多元回归方程的变量之间存在多重共线性。仔细分析后，发现多重共线性的原因可能在于自变量之间存在相关性，导致回归结果出现问题。从常识来看，医疗服务项目的资本价值取决于项目本身，不取决于医疗服务预算的多少，因此我们认为这两者之间不存在相关性，可能的相关性存在于医疗服务总预算和每年 PFI 支出总额之间，进行相关性检验得出如表 8-3 中所示结果

表 8-3　　　　　　　　GPPP 和 HBUG 之间的相关性检验

Probability	Correlation	
	GPPP	HBUG
GPPP	1.000000	—
	—	—
HBUG	0.992660	1.000000
	0.000000	

注："—"表示无数据。

检验结果显示，两者存在高度相关性。分析背后的原因，由于医疗服务总预算 hbug 与财政总预算有协整关系，而财政总预算又与 GDP 之间存在协整关系，因此我们可以检验是否每年所有 PFI 项目支出总额 gppp 与 GDP 及财政总预算之间存在协整关系。

建立如下回归方程：

$gpppt = a + b \times gdpt + ut$

Eviews 做回归得到如表 8-4 中所示结果。

表 8-4　　　　　　　　一般模型估计结果和检验

Variable	Coefficient	Std. Error	t - Statistic	Prob.
C	-11106.96	630.2273	-17.62374	0.0000
GDP	0.011991	0.000455	26.32991	0.0000
R - squared	0.978821	Mean dependent var		5175.488

续表

Variable	Coefficient	Std. Error	t – Statistic	Prob.
Adjusted R – squared	0.977410	S. D. dependent var		3333.475
S. E. of regression	501.0252	Akaike info criterion		15.38132
Sum squared resid	3765394	Schwarz criterion		15.47935
Log likelihood	– 128.7412	Hannan – Quinn criter.		15.39106
F – statistic	693.2640	Durbin – Watson stat		0.652001
Prob（F – statistic）	0.000000	—	—	—

注:"—"表示无数据。

由于 gppp 和 gdp 序列均为二阶单整序列,对上式残差的一阶差分序列进行 AEG 检验,得到如表 8 – 5 中所示结果。

表 8 – 5　　　　　　　　残差一阶差分的 ADF 检验结果

Augmented Dickey – Fuller test statistic		t – Statistic	Prob. *
		– 3.446768	0.0020
Test critical values：	1% level	– 2.728252	—
	5% level	– 1.966270	—
	10% level	– 1.605026	—

注:"—"表示无数据。

由于检验统计量为 – 3.336768,小于显著性水平为 1% 时的临界值 – 2.728252,可以认为估计残差一阶差分序列为平稳序列,进而得到 gppp 和 gdp 具有协整关系,因此可以推断 gppp 和财政总预算同样具有协整关系。

同理,建立如下方程:

gpppt = c + d × gbugt + ut,其中,gbug 为财政总预算。

做回归得到如表 8 – 6 中所示结果。

表 8 – 6　　　　　　　　模型估计结果和检验结果

Variable	Coefficient	Std. Error	t – Statistic	Prob.
C	– 8179.396	1179.314	– 6.935721	0.0000
GBUG	0.049443	0.004160	11.88593	0.0000
R – squared	0.898268	Mean dependent var		5469.450
Adjusted R – squared	0.891909	S. D. dependent var		3466.100

续表

Variable	Coefficient	Std. Error	t – Statistic	Prob.
S. E. of regression	1139. 555	Akaike info criterion		17. 01910
Sum squared resid	20777373	Schwarz criterion		17. 11803
Log likelihood	– 151. 1719	Hannan – Quinn criter.		17. 03274
F – statistic	141. 2752	Durbin – Watson stat		0. 214790
Prob（F – statistic）	0. 000000	—	—	—

注："—"表示无数据。

做 AEG 检验，两变量 gppp 和 gbug 均为二阶单整，于是有如表 8 – 7 中所示结果。

表 8 – 7　　　　　　　残差一阶差分的 ADF 检验结果

Augmented Dickey – Fuller test statistic		t – Statistic	Prob. *
		– 2. 210956	0. 0301
Test critical values：	1% level	– 2. 717511	—
	5% level	– 1. 964418	—
	10% level	– 1. 605603	—

注："—"表示无数据。

统计量为 – 2. 210956，小于显著性水平为 5% 时的临界值 – 1. 964418，可以认为估计残差一阶差分序列为平稳序列，证明每年所有 PFI 项目的支付总额（gppp）与财政总预算（gbug）有协整关系。这表明，英国政府在每年 PFI 项目上的总支出额会考虑财政预算总额的影响。代入如下方程：

方程 A：$gpppt = -8179.4 + 0.05 \times gbugt + ut$

上面已经证明了，gppp 与 hbug 之间有相关性。因此可以将三因素的多元回归方程 A 变为二因素的方程，于是有：

方程 B：$hpppt = \alpha + \beta1 \times cvt + \beta2 \times gpppt + ut$

对上式做回归得到如表 8 – 8 中所示结果。

表 8 – 8　　　　　　　　模型回归结果和检验情况

Variable	Coefficient	Std. Error	t – Statistic	Prob.
C	– 214. 0710	39. 76330	– 5. 383634	0. 0001
CV	0. 003800	0. 022564	0. 168424	0. 8685
GPPP	0. 203662	0. 029846	6. 823817	0. 0000

续表

Variable	Coefficient	Std. Error	t – Statistic	Prob.
R – squared	0. 991298	Mean dependent var		923. 0667
Adjusted R – squared	0. 990138	S. D. dependent var		726. 2573
S. E. of regression	72. 12257	Akaike info criterion		11. 54562
Sum squared resid	78024. 97	Schwarz criterion		11. 69402
Log likelihood	– 100. 9106	Hannan – Quinn criter.		11. 56608
F – statistic	854. 4015	Durbin – Watson stat		0. 273980
Prob（F – statistic）	0. 000000	—	—	—

注："—"表示无数据。

进行 AEG 检验，由于 hppp、cv、gppp 均为二阶单整序列，于是对方程 B 的残差一阶差分做 AEG 检验，得到如表 8 – 9 中所示结果。

表 8 – 9　　　　　　　　　残差一阶差分的 ADF 检验

Augmented Dickey – Fuller test statistic		t – Statistic	Prob. *
		– 2. 746872	0. 0094
Test critical values：	1% level	– 2. 717511	—
	5% level	– 1. 964418	—
	10% level	– 1. 605603	—

注："—"表示无数据。

残差检验的结果表明，hppp 和 cv、gppp 存在协整关系。

但是，表 8 – 8 的结果显示，$R^2 = 0.991298$，说明资本价值和总的 PFI 年度支出额对于医疗 PFI 年度支出额的解释程度达到 99.13%，F 检验通过；但是，t 检验的结果显示，cv 的 p 值为 0.8685，大于 0.05，结果不显著。为了确认 cv 对 hppp 的影响，只做 hppp 和 gppp 的一元回归。

方程 C：$hpppt = \alpha + \beta2 \times gpppt + ut$

hppp 和 gppp 的一元回归结果见表 8 – 10。

表 8 – 10　　　　　　　　　模型回归结果和检验情况

Variable	Coefficient	Std. Error	t – Statistic	Prob.
C	– 217. 9493	31. 41760	– 6. 937173	0. 0000
GPPP	0. 208616	0. 004891	42. 65270	0. 0000
R – squared	0. 991282	Mean dependent var		923. 0667
Adjusted R – squared	0. 990737	S. D. dependent var		726. 2573

续表

Variable	Coefficient	Std. Error	t – Statistic	Prob.
S. E. of regression	69. 89837	Akaike info criterion		11. 43640
Sum squared resid	78172. 52	Schwarz criterion		11. 53533
Log likelihood	– 100. 9276	Hannan – Quinn criter.		11. 45004
F – statistic	1819. 252	Durbin – Watson stat		0. 290106
Prob（F – statistic）	0. 000000	—		—

注："—"表示无数据。

AEG 的检验结果见表 8 – 11。

表 8 – 11　　　　　　　　残差一阶差分的 ADF 检验

Augmented Dickey – Fuller test statistic		t – Statistic	Prob. ∗
		– 2. 826747	0. 0078
Test critical values：	1% level	– 2. 717511	
	5% level	– 1. 964418	
	10% level	– 1. 605603	

注："—"表示无数据。

从表 8 – 10 的结果来看，$R^2 = 0.991282$，该值与方程 B 的 R^2 相同，说明：一方面 cv 对 hppp 没有显著的影响；另一方面，hppp 与 gppp 存在协整关系。

代入方程得到：

hpppt = – 217. 9493 + 0. 2086 × gpppt + ut

从经济学含义的角度来分析，上述方程式说明，每年在医疗服务 PFI 上，英国财政支付的金额与所有 PFI 项目的年度支出总额呈线性关系，而后者又与卫生部门的总预算相关，因此实证分析证明，英国政府在医疗 PFI 的投入规模与卫生部门总预算和所有 PFI 的投入规模均保持线性关系。

8.4

政府投入效率

英国的卫生部门是决定采用公共融资还是采用私人融资建造医院的政府部门，但是需要得到英国财政部的批准，只有当两部门通过评估认为项目符合物有所值原则的时候，PFI 才会被采用。

英国是物有所值评价的创始国。在 2004 年以前，英国的政府部门使用的是《绿皮书：中央政府层面的估量和评价》和"财政部特别组技术说明5 号文"来对 PPP 项目进行评价。尽管后来出台的估价指南有些许变化，但是定量分析的总体基础仍然没有改变，即"现值、风险调整、PPP 模式的成本和传统模式的成本的折现现金流的比较分析"。2004 年，英国财政部出台了《物有所值（VFM）分析指南》（以下简称《指南》），取代了之前的"财政部特别组技术说明 5 号文"。《指南》引入了一个新的三阶段程序方法来分析 PFI 项目（即英国的 PPP，下同）的资金价值。

第一阶段：方案计划层面分析。确保 PFI 应用在合适的投资方案中，而且很有可能实现物有所值。

第二阶段：工程项目层面分析。要求应用商业案例概述（Outline Business Case，简称 OBC）进行事前估量。它取代了之前的公共部门参照物（PSC），可以识别出影响物有所值原则的关键方面。

第三阶段：购买层面分析。是工程项目进入中期购买阶段的持续分析，以确保工程项目的标的服务能够在竞争力和市场能力范围内按照预期提供。

VFM 分析程序在 2004 年正式启动，英国政府将定性分析和定量分析结合，共同评价 PFI 项目。VFM 定量分析模型的变量如表 8－12 所示。定量分析基于一个标准财务模型，而定性分析是一套供政府等公共部门思考的问题，问题围绕项目是否可行、是否可取、是否可达。在《指南》中，英国财政部强调不应该只依靠定量模型作一个简单的"通过或者不通过"的测试，在决定是否采用 PFI 项目时还要考虑对定性的指标进行分析。2007 年 3 月，英国财政部更新了《指南》，进一步强调在模型应用的基础上进行定性分析的重要性。2012 年，英国财政部颁布了"私人资金计划 2"（PF2），旨在替换VFM 分析，但由于没有提出新的模型，VFM 方法仍然在实际中被广泛使用。

表 8－12　　　　　　　　VFM 定量分析模型的变量

成本范围	公共部门参照物（PSC）	私人资金启动计划（PFI）
建设原始期资本成本	发生时支出，通常在项目的前几年发生	包含在每年私人合作方收取的单一费用（模型假设每年金额相对固定）中，分布于整个合同期

续表

成本范围	公共部门参照物（PSC）	私人资金启动计划（PFI）
合同期间维护资产的成本；运营/操作资产的成本	发生时支出	包含在每年私人合作方收取的单一费用中，分布于整个合同期
融资成本和资金的时间价值	没有反映政府债务的实际成本；所有成本的折现率都是社会时间偏好率（英国财政部规定是 6.09%，通过国债利率 3.5% 加上 GDP 平减指数 2.5% 得到）	融资成本包含在私人合作方每年收取的单一费用中。然而，因为所有成本都是以社会时间偏好率折现，因此只有在 6.09% 以上的融资成本才被认可
乐观偏差（合同签字前成本增加的风险）	已包含	已包含
乐观偏差（合同签字后成本增加的风险）	已增加公共部门自建合同下预期超支的时间和成本	没有包含，因为 PFI 的成本已经在合同中固定
税费	为了使 PFI 可以与实际招标时相比较，公共部门参照物下已经增加了 PFI 下收取的税费	
公共部门交易费	两种选择下具有相同的交易费用	
灵活性成本（合同修改成本）	一些项目的估值中会包含项目中期必要合同条款修改的成本。两种选择下都包含了灵活性成本，但是，通常 PFI 下的调整值会高于 PSC 的调整值，因为私人合作方会向公共部门收取变动合同的费用	
残值/余值	如果公共部门参照物的维护和生命周期成本低于 PFI 模式下的成本，那么残余修理成本会被加到 PSC 下，以反映在项目结束时资产价值达到 PFI 下标准的修理成本	

资料来源：整理自英国物有所值指南。

在计算中，VFM 定量分析模型比较 PFI 模式下政府等公共部门支付给社会部门的现金流净现值和公共部门参照物的现金流净现值。典型模型的现金流走势见图 8-1，在 PFI 模式下，资本成本在整个项目期间平均分布，而在政府自建等传统模式下，资本投资是提前支出的。此外，由于传统自建模式下，政府的时间成本和人力成本都没有考虑，会倾向低估资本成本，因此公共部门参照物的估计成本中还要加上"乐观偏差调整额"。

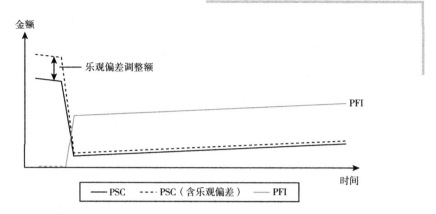

图 8 - 1　VFM 定量分析模型中两种模式的现金流图

模型的表达式如下：

PSC 下的变量：项目总时间为 T 年，自第 n 年起开始对外运营；初始资本成本为 C；生命周期内每年的维护和运营成本为 L_t，且每年的递增率（L_t/L_{t-1}）为 E；交易成本为 T_1；残余成本为 R；合同签订前的乐观偏差为 O，签订后的乐观偏差为 P；项目的折现率为 D，一般为国债收益率再加上 GDP 平减指数。

根据以上变量，则有 PSC 下的成本现值：

$$NPV_1 = C + \sum_{t=n}^{T} L_t \times (1 + D)^{-t} \times (1 + O + P) + T_1 \times (1 + O + P) + R \times (1 + D)^{-T}$$

公式①

PFI 下的变量：项目总时间为 T 年，自第 n 年起开始对外运营；建设期补助支出 S；年度支付额为 U_t，且递增率为 X，一般是零售价格增长率；公共部门的交易成本为 T_2；灵活性调整成本为 F，合同的调整年度为第 T/2 年；合同签订前的乐观偏差同 PSC，为 O；项目的折现率与 PSC 的相同，均为 D。

根据以上变量，则有 PPP 下的成本现值：

$$NPV_2 = \sum_{n}^{T} U_t \times (1 + D)^{-t} + S + T_2 \times (1 + O) + F \times (1 + D)^{-0.5T}$$

公式②

再根据上述两个方程计算 PFI 的物有所值价值：

$$PFI\ VFM = 1 - \frac{NPV_2}{NPV_1}$$

公式③

当公式③的计算结果大于 0 时，说明采用 PFI 方式的成本现值较低，符合物有所值原则，应选择 PFI 方式；反之，则选择传统的政府提供方式。

在定性评价方面，英国物有所值分析指南认为应该按照三阶段（方案计划阶段、工程建造阶段、政府购买阶段）情况和特点的不同来进行具体的分析，第一、二阶段主要围绕三个方面的问题，即可行性、可取性、可达性。

可行性分析包括分析政府自己提供服务是否比用公私合作的方式有效率、可问责的程度或者股权分配的问题。可行性分析还要考虑对医疗服务的标准和要求可以在多大程度上被反映到 PFI 合同的"输出结果明确条款"中，以确保风险有效地在相关主体间转移。可取性分析主要包括分析各种不同方式下可以带来的相关益处，比如 PFI 模式可以取得的激励效果和风险分散优势，对比政府提供方式下的低借债成本优势。可取性分析要求对公共部门和私人部门间长期合同关系产生的优劣势做事前的考虑，以及能否发挥机制的优势确保不同的益处都能够实现。可达性分析指的是估计可能的市场感兴趣程度、私人部门医疗服务的技能水平和专业能力以及他们对风险的偏好、有哪些借贷者限制和政府购买部门是否有足够的能力来管理 PFI 合同中所包含的复杂流程。

计划阶段和建设阶段定性分析的详细方法如表 8 – 13 所示。

表 8 – 13　　　　　　　计划阶段和建设阶段定性分析的详细方法

可行性。为了使项目能够切实可行，政府的项目目标和期望结果必须被转化成输出指标，形成 PFI 合同的基础和合理的支付机制

关注点	定性分析时需要思考的问题
方案计划层面项目目标和输入结果	主管部门对这个领域的项目采用 PFI 这种长期合同方式满意吗？医疗服务合同的输出结果能被设计和客观计量吗？需求能通过服务形式和长期合同安排被传递吗？合同能通过清晰、客观、基于输出结果的条款来描述服务需求吗？服务的质量能被客观和独立地分析吗？需求和可合同化定义的结果之间是匹配的吗？合同能够避免逆向激励、保证高质量服务吗？资本资产新投资的水平足够吗？员工和劳动力的转移方面有根本困难吗？（医护人员）如果与其他工程项目有联系，各自项目的任务区分得清楚吗？能有效地进行管理吗？
人员安排	有好的战略原因如长期的技能转移等支持保留内部的人力资本吗？在确保提供的服务达到期望的水平和益处时，有相关的承诺来保障员工的利益和工作状况不被侵害吗？

续表

关注点	定性分析时需要思考的问题
运营灵活性	在期望的运营灵活度和基于事前的资本投资的长期合同之间，能取得实际的平衡吗？合同生命期内，必要的合同发生较大改动的可能性有多少？如果限制主管部门的合同灵活性，提供的服务能够达到未来的运营目标吗？
公平、效率和可问责程度	有哪些基于公共、效率或可问责性的原因导致服务必须由政府直接提供，而不能通过 PFI 的方式来提供？服务范围是否被社会部门服务供应商滥用，进而控制了从头至尾的相关职能程序？社会部门提供的医疗服务会损害医疗卫生的可获得性和价格等公平特性吗？这项服务有明确的职能边界吗？有法律或法规规定服务必须由政府直接提供吗？
可行性总结	总的来说，在考虑医疗服务的 PPP 时，主管部门的长期合同是否拥有足够的灵活性并且战略和法律上是否适合进行 PFI？

可取性。PFI 方式可以提供更好的风险管理和开发新技术等激励机制以取得服务效果。通过业绩激励和支付机制可以引导持续的高质量服务。然而，风险转移会被计入合同价格。可取性分析可以衡量 PFI 的优点能否盖过可能超支的成本和缺点

关注点	定性分析时需要思考的问题
风险管理	对于方案计划内的一般风险，社会部门能比政府部门管理得好吗？方案中必须被管理的相关风险，社会部门有能力在合同中定价和管理吗？支付机制和合同条款能激发有效的风险管理吗？
创新	解决方案的设计或者服务供应环节有创新的余地吗？技术方案或项目范围保有一定的灵活度吗？解决办法有足够的自由度不受政府部门法律或者技术标准的限制吗？初期分析时有表明计划有创新的余地吗？
合同期和余值	服务需求在多远的未来能够被合理地预测？资产的预期寿命是多久？期限较长的合同有哪些缺点？合同期结束后有关于资产状况的限制吗？
激励机制和监督	投资方案计划的结果或产出能够被客观、具体地计量吗？服务水平能够按照约定的协议标准被独立分析吗？对于服务供给的激励措施通过 PFI 的支付机制有得到加强吗？
生命周期成本	可能把方案内项目的设计、建造和运营都整合在一起吗？有哪些重要的持续运营成本和维护要求？这些成本对于不同的建造方式敏感吗？
可取性总结	总体上，从财政官员的角度看，医疗服务 PFI 带来的收益是否足以超过预计的高资本成本和其他不利因素？

可达性。尽管 PFI 可能会是社会部门和政府技能的更有效率和更有效果的组合，设定两部门间关系的规则时仍然需要花费大量的交易成本。特别是，购买程序可能会很复杂，而且项目的发展和持续的服务监督工作会需要包括管理时间在内的许多重要资源。政府和社会部门的能力和能量对购买程序的时间长短和市场兴趣的程度和质量都有直接的影响

续表

关注点	定性分析时需要思考的问题
市场兴趣	有证据能够证明合同的社会部门有能力提供合同要求的服务吗？社会部门存在容纳这些服务的重大市场吗？市场有足够的能力吸纳方案计划的医疗服务项目吗？有被充分测试过吗？之前的相似项目有过市场失灵的例子吗？有相似的计划方案面市过吗？这个计划内有政府部门运用过 PFI 的先例吗？
其他关注点	项目能在时间标准内完成吗？是否留有足够的时间用于解决可能的争议？合同的总价值足够重大吗？足以弥补公私双方部门的交易成本吗？合同的特性或战略重要性或者是未来发展前景会被市场视为一项潜在可获利的商业冒险行为吗？相关的政府部门有足够的能力和资源来定义、支持项目期间的服务吗？
可达性总结	总的来看，从财政官员的角度，基于对市场、政府部门资源和项目提案的吸引力的分析，医疗服务 PFI 的购买计划能够获得成功吗？

资料来源：整理自英国物有所值指南。

当项目完成计划和建设，正式开始进入运营期间的购买阶段，VFM 定性分析是需要反复进行的，贯穿于整个合同期间。这个阶段的定性分析包括实施一系列持续的检查以确保物有所值得到持续贯彻。

购买阶段定性分析的详细方法如表 8 - 14 所示。

表 8 - 14 购买阶段定性分析的详细方法

市场失灵。PFI 方式需要有强大的竞争程序来保证最大化程度上发挥 PFI 的优势。能够通过合适的价格获得长期的结果依赖于整个购买环节的竞争紧张程度

关注点	定性分析时需要思考的问题
市场滥用或失灵	有相似的项目（领域或地域）经验或证据表明，市场上缺乏高质量的、财务水平稳健的竞标者吗？有市场滥用的证据出现吗？
购买困难	有多少潜在的竞标者符合合同对于社会部门的标准？有足够数量的、兼具财力和能力的竞标者吗？风险定价上有足够的竞争程度吗？
总结	总的来说，项目发起方对于竞争程度满意吗？

有效率的购买程序
好的购买方式对于保持市场兴趣很重要

关注点	需要思考的问题
有效的购买	有切实可行的项目计划吗？在遵守计划时有不正当的延迟现象出现吗？招标成本与合同价值成比例吗？购买行为对于市场兴趣产生了不利的影响吗？购买结构（方式）上产生了哪些问题？

续表

关注点	需要思考的问题
政府资源	购买的政府部门拥有必要的资源来完成购买行为吗？有恰当的项目治理安排吗？
总结	购买程序的进行会对物有所值的实现有不利影响吗？

风险转移
是否继续进行 PFI 取决于市场的吸纳能力

关注点	需要思考的问题
更广泛的关注点	市场竞争传导了预期的风险转移目标吗？主管部门是否坚持认为项目的性质和重要性使得 PFI 仍然是最适合的选择？是否仍然相信所有的物有所值关键驱动因素都将保持良好的状态？
总结	总的来看，基于对竞争程度和购买限制的分析，医疗服务 PFI 能实现风险转移的目标吗？

资料来源：整理自英国物有所值指南。

在英国，私人资金启动行动一直以来都是引起争议的话题。全国审计署认为私人资金启动行动总体上物有所值。2009 年，伦敦大学学院对自 1995 年建立的医院的数据进行研究后提出：在提供高质量的医疗服务方面，私人部门服务商比公共部门更可靠，研究报告显示私人资金启动行动下运行的医院比传统出资方式下的、同样年限的公立医院拥有更好的患者环境评级；在清洁度上，根据英国国家卫生署的数据显示，私人资金启动行动下的医院也比其他同样年限的非私人资金启动行动医院具有更高的评分。

然而，有英国医院专业人士表示，私人资金启动行动的负债已经扭曲了诊疗优先级，影响了为患者提供的服务。以考文垂大学医院为例，政府（NHS 信托基金）没有能力支付给私人部门第一笔费用——5400 万英镑，只能被迫借债，基金已经没有能力支付它委托建设的所有服务，只能停滞一部分服务，关闭一些病房等。2012 年，7 个国家的 NHS 信托基金项目无法按时向私人部门支付价款，为了避免关闭医疗服务机构，政府只能紧急拨款 15 亿英镑给他们应急。对私人资金启动行动拨款超支的同时就会减少邻近地区公立医院的财政拨款，因此有的批评人士指出，政府为了维持私人资金启动行动高额款项的偿付，往往是以牺牲周围其他医院为代价的。

长期合同的绑定使得地方卫生公共部门在和私人部门商谈减少支付款项时，处于劣势地位，很多私人部门可能不会接受。

在过去，资金紧张、预算有限的时候，医院会倾向保留医生和护士的同时减少建筑维护支出以维持医疗服务的正常运营，然而在 PFI 合同下，医院倾向优先进行设备投资和减少员工岗位，以提高效率和生产率，据卫生部公布的数据显示，设备投资占运营预算总数的比例将近 20%。2005年，考文垂医院的信托基金预计私人计划出资项目会有 1300 万英镑的赤字，于是，为了弥补亏损，它采取了极端措施：关闭一个病房并把八张床位移到另一间病房，减少手术咨询室的开放时间，以及"特定岗位的合理化改革"——削减 116 个工作岗位。PFI 下，医院的许多医护人员的雇佣合同都自动地转向私人部门，很多情况下这意味着雇佣条款和福利津贴都变差了，有些私人部门的雇佣合同甚至不包括养老金。对于公共部门和私人部门雇佣待遇的差距问题，政府并没有出面干预或者解决。

8.5
对我国的启示

由于财政预算的约束，许多国家的公共医疗部门都面临着优先级排序和限制公共支出的压力。而且，随着老龄化社会的到来，民众对医疗服务水平的要求越来越高，为了投资昂贵的医疗技术和科技进步，许多政府已经是超负荷状态。对于希望改善这种状况的政府来说，实行得当的 PPP 模式能够帮助政府分担特定的成本和投资压力，并且能够同时提高服务的供给效率和供给水平。然而，利用 PPP 模式撬动社会部门分担公共部门压力却没有想象中的那么容易，它不仅需要很长的时间来建立合作并取得成果，而且在很多情况下也未必是最理想、最有效的选择。

虽然英国 PFI 的成熟经验有其文化、社会、经济背景的特殊性，医疗系统的环境和医疗能力的专业性也与我国有很大的不同，但是通过对英国经验进行分析，仍然能够发现一些在政府投入上的先进之处，值得我国学习和借鉴。

第一，PPP 需要清晰的规则和代表公私双方的、尽职尽责的医疗行业专家为项目的计划过程进行保驾护航，此外，社会部门参与方要有良好的从业声誉和相关领域的专业知识（医疗服务的相关认证体系和执业资格），最好有国家或地方层级的 PPP 经验。

第二，要制定详尽的政府投入执行计划，包括商业程序、支付方式和管理职能的各个关键细节，要反复敲定，尽早筹集用于试点和项目执行的预算有助于项目按计划进行，避免在项目运营中出现支付风险。

第三，对于医疗服务项目，必须在合同中详细定义参与方各自的风险和责任、服务的绩效标准和预期目标，同时对医疗服务的质量监督必须要持续进行，而且要服务于管理能力的改善。

第四，为了预防财政风险，政府投入的规模应该受到限制，应与行业部门预算相关联，并且各行业之间的财政投入应保持平衡。同时，财政的支出责任应该计入政府的资产负债表并定期披露，接受公众监督。

从英国的经验来看，即使是很成熟的发展环境，PFI 项目也可能会导致损失和负面问题，我国政府在投入时应注意避免。目前出现的最常见的两个问题：一个是私人部门的营利性会要求他们追逐利润的最大化，因此可能会产生医院运营商的干扰和医疗服务供应的不足，甚至在医院建造和维护时使用的是劣质材料，出现安全问题；另一个是实际的医院运营成本超出预期，私人部门选择退出合同，留下政府接手以维持医疗服务的提供。政府按照合同义务承担了超支和通货膨胀的成本，有时必须以缩减其他公立医院的费用或服务为代价。另外，私人部门管理的医院和公立医院的竞争在提高效率和水平的同时可能也会产生问题。如果在资源有限的环境下，私人管理医院会利用他们的管理灵活性增加工资，从公立医院挖走人才，在财政预算有限的情况下，由于合同的义务，就会出现政府为私人医院竞争公立医院买单的现象。

9

完善我国医疗服务
PPP 的政府投入

　　世界各国对我国的经济发展速度有目共睹，自改革开放以来，各方面都发生了翻天覆地的变化，人们的生活水平也得到了极大的改善。经济的发展带来的是居民对健康服务需求的提高，从我国近年来的卫生费用支出水平可以看到，我国的医疗卫生费用占 GDP 的比重在逐年上升。而随着城镇化进程的推进和老龄化社会的到来，我国有限的政府资金要满足越来越大的医疗服务需求就必须要拓宽资金渠道，引入社会资金，进行政府和市场的合作，共同发展医疗卫生和健康行业。对于我国政府等公共部门来说，与社会资本合作有很多潜在的重要收益，包括减少政府支出（尤其是在公共资金有限的情况下避免了大型的预付或先付投资支出）、提高医疗机构的经营效率、更好地对医疗服务和基础设施资源进行管理等。对医疗卫生行业来说，PPP 模式作为一种有价值性的运行方式，以基于业绩表现的监督机制和激励机制为核心，能够撬动社会资本的技术和管理经验向公共部门转移，从而带来整个行业服务质量的进步。

　　医疗服务行业属于国家的基础公共服务，它的供给是公共财政的要求。2016 年 8 月，国务院明确由财政部牵头公共服务领域的 PPP 项目，而发改委则分管传统基础设施领域的 PPP 项目，后者包括能源、交通、水利、环境保护等领域。明确医疗 PPP 项目由财政部门统一管理有利于调控医疗服务行业的整体发展和财政风险的整体监测。作为医疗服务 PPP 的政府投入主体，各级财政部门应建立完善的政府投入体系，以实现资源的有效配置和使用。

9.1

搭建法律框架

政府的法律契约责任是最根本和最重要的责任。完善的法律制度不但能够约束合作双方的行为，降低不确定性和风险，而且能够合法的保护双方的利益不受到侵害。任何一种 PPP 形式都离不开法律框架的支持和约束。政府的立法责任既能有助于明确政府干预的边界，又能在法律框架内最大程度上地保护社会部门的权益，是 PPP 的基础和保障。法律框架对于确保和提高医疗服务质量，约束政府和社会部门的履约行为，引导合同朝预计方向发展发挥着重要的作用。

在世界范围内，联合国、欧盟等跨国组织对 PPP 的立法起到了重要的推动作用。联合国贸易法委员会在 2000 年发布了"私人参与基础设施立法指引"，为私人资本参与公共设施提供了一个法律框架；而欧盟也在 2000 年前后就开始以法律文件的形式推动 PPP 的发展，如 2004 年的《公私合作绿皮书》，由于欧盟的倡导和欧洲一体化的发展，大多数欧洲国家都已经建立了自己的 PPP 法案。比如，最早开始特许经营制度的法国，在 2004 年将公私合作伙伴关系制定成文法；德国在 2005 年通过了《公私合作加速法》，新的 PPP 加速法案的施行调整了德国 PPP 的总体法律、财政和技术框架，扫除了 PPP 相关的一些法律障碍，包括购买、税收、收费标准、预算和投资等方面。在亚洲，韩国是最早一批制定 PPP 法律的国家之一，1994 年韩国通过《促进私人资本参与社会经常性资本投资法》，并不断修改完善，旨在推动社会部门广泛参与国家基础设施建设。日本、印度等国家也都有相应的 PPP 法案以支撑国内 PPP 的发展。随着我国 PPP 项目的陆续开花，PPP 立法迫在眉睫。PPP 立法应该定位于民事立法，而非行政立法，更应强调双方的平等伙伴关系，具体内容应包括 PPP 的定义、双方的关系、财政风险管理、物有所值评价、社会资本推出、信息披露等内容，通过清晰界定 PPP 的相关概念，消除政策上的模糊和不一致。

除了建立和完善统管所有 PPP 项目的法案以外，医疗服务 PPP 的法律框架的搭建还包括医疗服务的质量保障政策、医疗服务的质量标准、监督和强化体系、医疗服务资格审查和执照体系、患者权利框架、有效的负责制结构以及有助于员工管理的劳动力法规等。随着医疗服务市场情况的发展和医疗服务水平的变化，以及 PPP 合作方式的创新，法律和法规框架也必须要不断调整以适应 PPP 方式的改变。医疗服务 PPP 项目与其他行业项目最大的区别就是项目经营的失败在很大程度上取决于医疗机构的医护人才，患者对医护人才的追逐对于医疗项目的收益水平有着最直接的影响，因此鼓励多点执业制度、给予公立私立医疗机构医护人员同等的地位评价、通过医疗保险政策的配套进行调节等，都是医疗服务合作项目顺利进行的保障。同时，完善政府的履约信用是政府遵守 PPP 契约精神的核心体现。只有在法律中明确政府的责任和双方平等的民事关系，淡化行政审批色彩，使政府在违约时能够为其失信付出更大的代价，才能恢复社会资本对于政府的信任，建立起真正的合作伙伴关系。

医疗服务 PPP 项目的投入流程需要各个主管部门的协调和合作，会涉及财政部门、卫生部门、医保部门等，成立统一管理 PPP 项目的机构有助于降低部门间的协调成本、提高工作效率，也能够集合各个项目的政府投入经验和评估政府对所有项目的风险。联合国在 2007 年提出了公私合作伙伴关系（PPP）的三阶段发展模型。在第一阶段，政府定义政策框架、测试法律可行性、识别项目渠道、开发指引项目评价和购买流程的基本概念、吸取先前经验教训和培育全国性 PPP 的市场环境；在第二阶段，政府建立 PPP 专设机构的同时巩固法律框架，由 PPP 专设机构向政府机构公布政策和实践指引；此外政府需继续鼓励地方 PPP 市场发展的同时开展全国性的 PPP 项目，将 PPP 模式向新行业延伸，开拓新的资金来源；在第三阶段，政府已经形成了一个完整的综合体系，扫清了 PPP 的所有法律障碍，使 PPP 模式的内涵得到了升华和再造，复杂而精细的风险分担机制已经成熟，政府公务员具有丰富的 PPP 管理经验，已经能够通过过去的项目经验管理新项目，能够运用包括养老基金和私募基金在内的一系列融资渠道。

我国财政部在 2014 年正式成立了政府和社会资本合作（PPP）中心，作为我国的 PPP 专设机构，政府和社会资本合作中心主要承担 PPP 工作的政策研究、咨询培训、信息统计和国际交流等职责。许多中央集权制国家在财政部内设的 PPP 部门除了承担四项基本职能以外（政策研究、技术支

持、宣传推广和能力建设），还可以负责对 PPP 项目承担审核工作。PPP 专
设机构负责所有 PPP 项目的审核工作，有助于汇总所有项目的政府支出承诺
责任，从总量上防范财政支付风险，这一点我国可以借鉴。PPP 专设机构将
各类 PPP 进行汇总也有利于总结经验教训，为未来的项目论证提供参考和借
鉴。目前我国财政部的 PPP 中心，还仅仅承担前述四项基本职能，未来可以
逐步扩展到审核职能。而且，四项基本职能还要加强，如：如何运用物有所
值原则等评估方法、如何对地方政府进行 PPP 的知识普及和培训工作等。

9.2

发挥投入方式对服务绩效的调节作用

不同的合作目标和合作领域会有不同的合同安排。不同的合同安排规
定了不同的双方责任分担方式、不同的风险和补偿方式。在医疗服务 PPP
中，政府对投入方式的选择是在考虑政府财力、社会力量和合作目标等情况
后综合决策的结果。医疗服务 PPP 不同领域的可选投入方式如表 9 - 1 所示。

表 9 - 1　　　　　医疗服务 PPP 不同领域的可选投入方式

合作领域	政府的合作目标	合作方式	投入方式
医院场地扩建和资本投入	提高医疗场所的规划和设计质量；监督施工材料的质量，确保符合计划水平；控制或减少建造成本；资本投资融资；改善现有公立医院和诊所的外观和功能	由专业建筑和工程公司建设；建筑管理服务合同；用招标的方式寻找建筑和装修公司建设医疗场所；从社会部门处租入医院场地	政府直接付费；可行性缺口补助
医院管理	降低紧急公立医院的数量和规模；降低公立医院的平均住院日和床位占用时长；改善专科诊所服务的公平享用权和服务质量；提高后勤服务部门的效率和质量；增强公立医院的综合管理能力	寻求医院系统合理化改革的技术支持；合同聘请管理人士或管理公司来监督医院运营；签订培训合同来增强内部管理能力和管理系统；盥洗、打扫、安保、维护和其他后勤服务；行政办公职能，例如提供住院收治、财务、收费人员等服务；将医院放射检查、临床试验或者其他检测服务特许给社会部门把政府救助（公费）的患者交给可做（无需住院的）小手术的门诊处理	政府直接付费；可行性缺口补助

续表

合作领域	政府的合作目标	合作方式	投入方式
初级基础护理和疾病预防服务	将更多的人群纳入到基础护理服务中来；提高小学生的免疫卫生水平；提高计划生育的水平；提高艾滋病病毒的检测和处理水平；提高肺结核病毒的检测、处理和监控水平；降低小儿腹泻死亡率；减少疟疾；降低吸烟率	将特定地区的初级护理服务交给非政府社会组织管理；合同聘请社会医师负责免疫服务；合同聘请助产士、特殊疗法护士等人士来推广代计划生育；聘请社会人士举行市场宣传活动，提高对艾滋病病毒、肺结核、腹泻等疾病的认识；防蚊处理；禁烟的社会宣传活动	政府直接付费
疾病检测服务	提高特殊检测服务的能力；避免对高科技医疗设备的资本投入	把公费医疗患者的检测服务交给社会部门检测中心接待；对于特定的化验程序转给社会部门实验室化验	可行性缺口补助
延长护理	为慢性病患者提供更多的延长护理服务；降低医院收容的老年人数量	合同聘请延长护理诊所处理公费医疗患者的延长护理服务；合同聘请老年收容机构负责公费医疗患者的收容服务	可行性缺口补助
救护车和运送服务	避免或降低对交通工具的投资；减少救护车的反应时间	合同租入交通工具；在指定地区雇佣社会部门交通或救护车服务接待急救电话	政府直接付费
人力资源、教育和培训	鼓励医生、护士和其他卫生行业工作人员随时保持对专业领域最新知识的了解；提高医护知识教育的水平；减少或控制财政供养人口的数量；鼓励更多医护人员承担疾病预防的责任	委托医疗行业协会帮助发展治疗规程；对培训课程给予技术支持；教育机构的资格考核课程的设置和实施；合同雇佣社会部门服务商的员工提供临时服务；聘请社会人士举行关于吸烟、营养、腹泻后水化、艾滋病预防等市场宣传活动	政府直接付费
知识管理	增强对卫生政策知识和发展的研究能力；提高对关于计划、研发和质量管理等方面的获取能力和利用能力	聘请关于政策研究和发展的技术帮助；管理信息系统的发展和运营；为医疗机构管理者提供规划和决策的培训	政府直接付费

　　政府的投入方式是政府调节社会资本行为最重要的工具。政府应逐渐从前端投资转向中后端投资，从一次性投入转向多次递延投入，以保证在项目运营期内政府的调控能力。在医疗服务 PPP 的合同中，投入方式涉及

的支付条款是最重要的条款，支付的形式和支付的金额都会很大程度上影响社会资本医疗服务供应商的表现，进而影响项目的结果。因此，对于政府来说，有效的财务激励机制就变得非常重要。财务激励的方式有很多，每种都有各自的优缺点，比如，由于政府直接付费的可用性付费方式不与医院的收入水平挂钩，相比于以使用者付费为基础的激励方式，前者对于社会资本来说风险更低，现金流也更稳定，因此更有吸引力，但是对政府来说，可用性付费每年有固定的支付压力，对于社会资本的约束力也较弱。同样地，基于使用者付费的可行性缺口补助方式要对使用者付费情况作出正确的评估和预测，在此基础上选择恰当的补助方式，否则补助就不会起到应有的激励作用。如何选择最优的支付策略以最大程度上激励社会资本取得最理想的结果对于政府来说是一个持续不断的学习过程。

按照风险收益均衡原则的要求，社会资本在 PPP 中承担的相应风险会要求相应的报酬补偿。因此，为了确保项目的顺利落地和推进，政府在投入时应考虑社会资本获得合理报酬的情况，尤其是对于非营利性质的医疗服务项目，政府的投入就更加关键。一个简单的方法是，政府可以计算社会资本的项目内含报酬率（IRR）[①]，然后将其与社会资本的加权平均资本成本（WACC）[②] 做比较，如果前者大于后者，说明项目给予社会资本的收益是足够覆盖成本的，这就避免了政府的过度让利；如果前者小于后者，政府可以通过其他的方式对社会资本予以补偿。

一般来说，一个项目期为 15~30 年的医疗服务 PPP 项目，可以分为建设期和运营期，医院建设期间现金是流出的，而一旦医院进入稳定运营期，由于医疗服务的价格管制和地域性特点，它的收益增长是比较稳定的，每年流入的现金是可以估计的，因此通过下面公式可以求出医疗 PPP项目的 IRR：

$$净现值 = 0 = \sum_{r=m+1}^{n} (稳定期现金流入 Ir - 稳定期现金流出 Or) \div$$

$$(1 + IRR)^r - \sum_{i=0}^{m} 建设期现金流出 Oi \div (1 + IRR)^i$$

---

① 项目的内含报酬率 IRR 是使项目未来的净现值为零的折现率。
② 加权平均资本成本 WACC = 债务价值比重×税后债务资本成本 + 权益价值比重×权益资本成本。

其中，建设期为 m 年，项目期为 n 年。

另外，医疗服务 PPP 项目相比于其他行业的 PPP 项目，在考虑社会资本获得的利益时，不能仅仅考虑它获得的直接资金利益，比如使用者支付的费用、政府支付的费用、财政补贴等，还要考虑政府在和社会资本签订的合同中可能会赋予社会资本的其他权利，比如土地开发权利、供应药品的权利等，也就是说上面公式中的稳定期现金流入可能包括政府每年直接付费的收入、基于绩效的管理费收入、可行性缺口的财政补贴收入或税收优惠等收入、供应链利润等。然后，将社会资本获得的综合利益与它的成本进行比较，既要保证项目对于社会资本有足够的吸引力，又要避免社会资本通过项目攫取超额利润，损害公众利益。

不论是选择哪种投入方式，政府必须将投入资金与医疗服务项目的质量和社会资本的表现相挂钩，以对项目进行持续的监督和管理，使其不偏离预期的卫生目标。对于社会资本表现的考核，政府应该在签订的合同中予以明确约定。在建造医疗机构设施、购买医疗设备和器材等有形资产方面，政府可以准确地指明合同需要的商品的物理属性和功能参数。对于很难标准定义的医疗服务，政府可以在 PPP 合同中约定使用方法导向考核或者结果导向考核等评价标准，前者是指在合同中明确规定必须采用的操作方法和资源投入，政府规定医护人员或医疗机构必须采用的操作规范，对于医疗服务的结果事先在合同中不进行约定；后者会在合同中规定必须达到的效果和水平，而对于采用的具体方法不做干涉，由运营方自行判断，这种结果导向的考核方式更多地被用于对清洁服务等附属服务的考核评价。总的来说，对于考核标准的规定，要越详细越好。考核标准在考核医疗服务的同时，也可以结合财务业绩、社会容纳量（医治患者人数）、患者满意度等表现情况给予综合考核，然后按照考核结果进行相应的政府投入。

由于医疗服务的非同质性、结果的不可确定性，政府很难在合同中规定和限制社会部门合作方的具体行为和绩效的绝对标准，因此，项目运营期内仅靠合同条款来约束社会部门作用有限，政府必须要定期对社会部门合作方的表现进行监督，并通过政府可以使用的工具和手段引导社会部门的行为。公共部门进行持续的对服务质量和表现水平的监控工作有利于医疗服务信息的搜集和评价，也有助于尽早发现运行中出现的问题。除了政府自己进行监督以外，接受服务的患者也是监控体系中的重要一员，他们拥有第一手对医患关系情况的了解，政府可以利用调查问卷的形式强化患者监督对社会部门行为的督促和影响作用。另外，在高科技时代，信息搜集技术也能够帮助政府发现肉眼无法发现的问题和仅依靠人力无法搜集的信息。外部的监督方法和认证体系也应该成为约束社会部门参与方的重要工具。在 PPP 合同的执行期间内，政府可以通过建立的 PPP 专设机构中心、独立意见委员会、项目管理办公室等组织履行监督管理工作。

9.3

强化对行业投入规模的约束和平衡

从政府投入的角度讲，如果单纯从 PPP 项目资本价值的角度来计算考虑每年的财政支出额而不从整体上考虑所有 PPP 项目的政府投入规模的话，可能会造成政府总投入超支，更严重的结果可能会导致在项目运营期间，政府大量举债以支付每年的合同款项。如果借款出现困难，可能还会发生政府等公共方无力支付，最终导致违约赔偿和合同夭折等后果，甚至影响其他公共服务的正常支出，这种局面即使是在经验丰富的国家也是屡见不鲜的。因此，公共部门有必要加强对财政预算承受力的分析，从总体上把握 PPP 项目的支出责任大小，保证财政风险整体可控。

前文提到，我国财政部的指引文件要求各级政府在进行 PPP 投入时要平衡不同的行业和领域，以防止某一行业和领域的项目过于集中。但是，针对医疗服务行业的具体投入标准却没有给出具体的指引和要求。本书认为，虽然每个行业部门的资本投资需求不同，但是并不意味着可以无规模限制地开展 PPP 项目，因此政府可以按照医疗行业主管部门预算占总预算的比例安排医疗 PPP 的财政投入规模，保持医疗 PPP 的年度投入规模占所有 PPP 项目的比例相对稳定，在此基础上，经过财政部门汇总后，再结合地区的实际医疗服务需求进行调整，这样既符合行业的发展规划，又可以减少各行业由于审批主管部门不同可能带来的各自为政和分配不均的影响，降低最终超支的风险。同时，应该尽快出台 PPP 分行业或领域的操作指引细则，更有针对性地指导地方政府的投入工作。在对医疗服务 PPP 的政府投入进行分析和评价时，对于是否应该上马某个 PPP 项目来说，既要考虑是否物有所值，又必须考虑由于增加这个项目带来的当期支出额和年度支付额的增加，未来每年政府投入医疗服务 PPP 的总金额是否仍然在财政的承受范围之内。

我国的政府部门在医疗服务 PPP 项目的初期决策阶段就应将财政预算和总 PPP 项目支付限额纳入评估范围，在进行医疗服务 PPP 项目财政支出责任和能力测算时，对于一次性财政支出责任，如初期投资和未来的或有负债，要纳入当期的财政预算管理；对于项目经营期内每年的财政支出责任，包括年度付款额和可行性缺口补助等，要纳入中长期财政预算，将其汇总到所有 PPP 项目的支出责任中综合考虑，尽量维持稳定的平衡关系。各级的地方财政部门和中央财政部门要明确各自的责任，对于地方性的医疗服务 PPP 项目，可以由地方政府的财政出资，纳入地方政府预算，由地方政府负责投入的一系列流程的建立、执行和披露等，同时定期向中央政府相关部门汇报项目进度和项目成果；对于全国性的医疗服务 PPP 项目，由于资金需要量大、涉及人口多、社会影响范围广，应由中央财政负责出资，纳入中央政府医疗服务 PPP 的投入体系。

持续的政府出资能力是 PPP 合同得以顺利进行的保障，对于纳入预算内的医疗服务 PPP 的政府投入，决策阶段的预评价和财政风险分析等工作做得越详细就越有利于保证项目期资金投入的稳定性，政府违约和超支的风险也就越低，政府投入也就越有效率。如果政府能够准确地估算出 PPP 合同的成本—收益比率，就能够在资金再分配时为 PPP 项目获得更多的支持。如果地方政府或者机构管理者拥有资金再分配的自由裁量权，中央也应鼓励地方对于 PPP 项目进行资金分配的考量，进行定量和定性的科学分析和财政承受能力论证等，确保政府部门在合同运营阶段保持持续的、稳健的出资能力。

强化政府投入约束机制还包括医疗服务行业相关法律法规框架的约束、PPP 政府投入责任被正式纳入预算法、政府投入信息的会计报告接受政府审计并对外公布、医疗服务 PPP 政府投入的各个环节的信息披露等。目前，我国财政部已经建立了我国自己的 PPP 综合信息平台，负责全国 PPP 项目信息的管理和发布。互联网信息平台的建立有利于节约政府投入过程中的时间和成本，提高投入决策和管理的效率，既有利于中央政府对全国项目的监控，也有利于地方政府借鉴学习互相的经验，同时也有利于社会各界的监督。

9.4

结合行业特点评价投入效率

对于医疗服务行业的 PPP 项目，政府应对物有所值原则给予更多的关注，特别是在定性评价上，不应该仅仅通过打分的方式来判断项目的可行性。在考虑财政部指引提到的基本评价指标之外，还应该考虑当地民众对于 PPP 的接受程度、患者对于公立医疗机构是否有所偏好、医疗人员流动问题如何解决、是否与当地的医疗卫生目标相冲突等方面。在定量分析上，应在提高公共部门参照物数据的可获得性的同时，通过开展物有所值培训和经济学知识的普及使政府部门逐渐掌握物有所值定量模型的使用，前期可以从简单的医疗服务项目分析入手。政府应充分发挥 PPP 中心的宣传和培训作用，加深地方政府对于物有所值内涵的认识。

为了避免未来风险失控和项目失败，物有所值评价应在事前决策阶段尽早使用，一旦发现 PPP 项目不符合物有所值的原则，政府应灵活转向，采用其他模式。在项目进入运营期后，物有所值的分析也应该持续进行，财政部门可以与卫生部门专家组成审查委员会，定期对社会资本运营的医疗机构进行检查，一旦发现项目偏离物有所值的原则，政府部门应调整或终止合同。

在定量分析上，随着合同的不断推进，政府应在更广泛的意义上进行比较，不断将政府自己直接提供的成本和 PPP 下的政府投入成本进行对比，衡量 PPP 合同下的经济产出是否符合物有所值的原则，是否超过同类可比公共部门的产出。比如前文提到的 DEA 模型评价方法，政府可以运用其对 PPP 医疗机构进行更广泛意义上的物有所值评价，比较 PPP 医院的医疗服务产出是否较可比公立医院的医疗服务产出更有效率、更能帮助政府实现特定目标。在成本数据搜集的过程中，政府应利用公共审计等财务监督程序对社会资本的数据进行审查，防止其操纵财务数据或者存在数据造假的情况。对于社会资本相关信息的及时分析和评价有助于政府尽早发现问题，以便做及时的调整。

在定性分析上，政府必须要提高对合作项目下医疗服务机构的监管力度，确保社会资本管理下的医疗机构在满足民众医疗服务需求、实现国家医疗卫生目标的同时，不出现重大的医疗事故等影响稳定团结的社会问题。对于那些亏损经营的医疗服务（如急诊服务、创伤服务、烧伤服务、新生儿重症监护服务）项目，政府必须要在服务质量、就诊门槛、价格遏制等方面对社会资本管理下的医疗机构进行更多的监管和督促。另外，由于医疗服务的集聚性，医疗机构会容易形成地方垄断。社会资本在垄断势力下可能会利用医疗机构对政府和病患造成损害，因此，政府在后续管理时，必须将获得运营权的社会资本所处的市场环境和市场地位也考虑在内，尽可能地降低市场力量的高度集中，以确保当地医疗市场有足够的竞争。

风险的分担和管理是 PPP 的本质特点之一，也是政府投入效率的体现。从风险的角度分析，相比于各方自己独立经营，合作的方式能够降低或者说是更好地分散风险，利益和能力的适度整合有时能够更好地管理项目的执行和操作。对于政府来说，PPP 的模式把医疗服务的经营风险降到了最低，政府可以分步骤地确保目标利益得以实现，通过支付机制和奖励机制，政府又可以随时对社会资本的业绩和产出进行引导。而对于社会资本来说，PPP 的模式使其接触了更核心医疗服务的同时，赋予其与政府部门平等对话的机会，原本由其独立承担的融资风险、政策风险等通过合作的方式得到了减轻和化解。一般来说，风险的最优分配方式是按照各自对于特定风险的解决能力来分配，由此可见，就 PPP 项目来说，项目设计、建造、财务和运营维护等商业风险应该由社会资本承担，而法律、政策和最低需求等风险由政府承担，不可抗力等风险由政府和社会资本共同承担。对于医疗服务项目来说，本书认为最低需求风险应该由政府来承担，从国外失败的案例中不难发现，政府一旦在已有 PPP 运营医院的周围再建一座完全公立的医疗机构，新医院对病患的分流程度是很明显的，这会对 PPP 运营医院的收入水平带来巨大的影响，甚至会导致 PPP 医院的破产。而不可抗力的风险也不应该由政府独自承担，既然双方是平等的合作关系，那么对于这种自然的不可控风险理应双方共担。很多 PPP 项目的夭折或失败都是源于风险分担与收益分配的不匹配，尤其是社会部门权利和义务的不匹配，比如将所有不可控风险全部转移给了社会部门一方或者过度剥夺了他们的绩效奖励。因此，政府在考虑如何分配风险的同时，还应该确保社会部门从合同中获得的收益能够覆盖它的风险，尤其是对医疗服务行业的 PPP 来说，由于项目医疗机构一般为非营利性质，社会部门运营方无法实现利润最大化，因此在如何保证社会部门合理回报的问题上，政府投入部门需要做更多的调研和沟通。政府可以通过观察市场上的社会部门的反馈情况来判断风险与收益的分配是否适当，如果社会部门参与热情不高，可能说明政府制定的合同要求和风险分担机制等方面存在不合理或者不可行的地方，政府部门应根据具体情况作相应的调整或修改。

除了合理分担风险，对于项目运营期间的风险管理能力也是医疗服务 PPP 中非常重要的一项政府投入能力。管理、规划 PPP 项目需要细致的财务风险分析、奖励机制的风险分析、监管漏洞的风险分析等，在医疗服务体系中，过度医疗服务或者在不适当之处使用新医疗服务也是常见的风险之一。这类风险可以由有计划的、根据需求分派服务的执照系统在一定程度上予以化解。对于医疗执照的发放不应仅以提前设定的标准为参考，还要针对高风险介入医疗服务制定特别的监管措施，比如特定手术执照等。政府为减轻相关风险可考虑采取的常用措施见表 9-2。

表 9-2　　　　　　　　　减轻风险的目标和措施

目标	减轻风险的常用措施
风险识别	全面搜集和汇总医疗服务 PPP 的合同信息；咨询并讨论 PPP 项目中包含的风险和长期投入成本；分析和评价风险及政府的投入义务
风险披露	披露尚未执行的合同和现有 PPP 合同的投入成本；拟定合同草稿和可供使用的投入成本分析材料；强化财务报告的财政风险披露机制
优化会计、预算和财政计划工作	计算预期项目规定义务带来的政府赤字和负债成本的净现值，以及可能对财政计划产生的财政影响；设定政府支出的最高限额或者建立或有负债（政府回购医院的费用、提前终止合同的费用等）基金；合作伙伴之间必要的财务和会计透明度（社会资本的年度财务报表和独立外部审计报告的披露等）
风险管理的先动机制	统一政府的风险承担权力和能力；增强风险分析和风险管理能力；监督和管理政府的风险敞口和责任；发展和拓宽资产和负债管理框架

9.5

创造良好的制度环境

科学的政府投入不仅仅是投入方式、投入效率等各个具体方面作用的结果，良好的大环境也是政府投入得以顺利运行、医疗服务合作目标得以达成的土壤。虽然制度环境不属于政府直接投入的内容，但是与政府投入相关的配套政策和制度的改善能够帮助政府更好地实现它的投入目标。

医疗服务行业的相关制度多种多样，包括价格制度、市场准入制度、许可证制度、从业人员认证制度等。好的制度不仅符合政府和社会的期待，同时也是"棍棒"（管制）和"胡萝卜"（激励）的结合。打破公共部门的垄断、消除不必要的限制（如定点医疗机构审批限制、医护人员流动限制）、降低社会资本机构的申请注册成本、完善私立医疗机构涉及的法律法规、给予私立医疗机构与公立医疗机构同等的待遇等不仅能够极大地提高现有社会资本的积极性，同时也能够激发新的社会资本的兴趣和热情。长期以来，我国公立医疗机构和私立医疗机构之间缺乏相互了解，泾渭分明。对于公立医院的产出、能效和从业人员等信息政府可以很容易获得，然而关于私立医院的相关数据，政府的政策制定者却是难以掌握。而且，我国的公立医疗机构和私立医疗机构之间缺乏对话和合作机制。私立医疗部门组织混乱、良莠不齐，私立医疗机构市场存在大量非正式、不合格的医生，虽然这部分"赤脚医生"对于穷困人口来说非常重要。因此，政府必须在激励私立医疗机构参与热情的同时，整肃医疗服务市场，引导私立医疗机构建立规范化的组织形式，鼓励私立医疗机构与公共部门建立经常性的沟通机制和信息共享机制。建立政府和社会资本的持续对话机制，制定针对社会资本的、制度化的政策工具（尤其是融资政策、法律法规政策和信息传播政策），能够帮助政府在最大程度上利用现有的社会资本，同时培养新的社会资本。

在配套的政府政策上，政府可以实行多样化土地供应方式以保障项目建设用地，如划拨、租赁等。在金融机构支持上，政府应鼓励商业金融机构以多种形式为社会资本参与 PPP 提供资金支持，充分发挥多层次资本市场的优势，为社会资本后续运行 PPP 项目提供持续融资的通道和便利，融资政策有利于降低社会资本的资本成本，在内部收益率不变的情况下，有助于社会资本实现收益支出的平衡。比如，财政部的文件就提出要求，鼓励开发性金融机构发挥中长期贷款优势，参与改造政府和社会资本合作项目；鼓励项目公司发行项目收益债券、项目收益票据、资产支持票据等；鼓励社保资金和保险资金按照市场化原则，创新运用债权投资计划、股权投资计划、项目资产支持计划等多种方式参与项目。

政府还可以提供延伸服务机制。政府提供的扩展服务机制可以直接激励社会资本方和患者。比如，政府或者非政府组织举办的信息传播活动可以帮助患者更好地了解医疗服务的质量和消费者的权利，在发达国家，这些活动使社会部门不断提高他们的医疗服务水平，形成了有效的社会监督。再比如，医疗知识普及教育在疾病预防、治病监督等方面也能更好地提高国民的健康水平和医疗机构的服务水平。

能够积极影响 PPP 发展的制度环境因素还包括国家整体法律系统的完善、腐败现象的减少、公共部门和私立部门畅通的沟通机制和共担社会责任的社会环境。这些制度问题只能通过政府的公共部门更广泛和更大力度的改革来解决，可能会远远超过大部分医疗服务合同所属部门的权力覆盖和关注范围。尽管如此，为了保证政府投入的质量和效果，医疗服务合同的政策制定者必须要把这些社会环境因素考虑在合同之内，与其他政府部门精诚合作，共同为医疗服务市场创造更好的发展环境。

在推动医疗服务 PPP 项目中，地方政府可能会面临的一大重要挑战是固有观念的阻力。同其他行业不同，即使在医疗服务 PPP 最发达的国家和地区，医疗服务仍然被很多人认为是公共部门的天然责任，PPP 模式的意义和目的也没有被大众充分理解，在面对 PPP 时依然会由于沟通不足和普及度不够的因素，出现群众抗议游行抵制 PPP 的行为。很多人觉得公立医疗机构一旦与社会资本进行合作，就必然会降低服务质量，提高服务费用，以盈利为唯一目标。在我国这样私立医疗机构发展畸形的环境下，这一方面的挑战更加艰巨。有时候，来自一些政府官员和卫生部门部分工作者的对社会资本的不信任感同样会使合作的努力化为泡影。而且，担心工作岗位受到威胁，可能会使某些医学权威人士以"大众利益"的名义反对与社会资本的合作或者改革。失去公职人员的身份，变成社会资本员工，可能会在公共部门产生消极抵抗情绪，影响工作状态，导致 PPP 失败。因此，为了保证政府投入在执行机制上的顺利进行，政府必须要培养与大众的沟通能力，沟通不足和媒体的过度解读可能会导致民众对社会资本和 PPP 模式的抵抗。政府要为管理民意建立正式的沟通计划或文件，尤其是针对社会敏感度极高的医疗服务，有计划的应对措施能够及时管控可能出现的棘手问题。

政府和社会资本的平等合作需要双方的能力相当作保障，为此，政府部门需要不断提高自身的理论水平、业务水平和管理能力。由于医疗服务合同的复杂性和专业性，大部分的政府官员，尤其是那些经验匮乏的政府部门工作人员，都缺少管理合同过程的能力。提高政府的 PPP 控制能力包括提高信息搜集和分析能力、长远规划能力、谈判能力和监督评价能力。政府管理能力的提高很大程度上是通过经验的积累，从最简单、低风险的项目开始尝试，从不可避免的错误中不断学习，掌握必需的能力，逐渐转变到尝试更大规模的、更加复杂的合同模式，伴随着社会资本更加积极和活跃的参与态势，政府对社会资本的理解会更加透彻，也可以更好地控制和掌握项目的发展，最终形成良好的、稳定的合作环境。

10

结束语

随着我国老龄化社会的到来和城镇化步伐的加快，大众对医疗服务的需求变得越来越迫切，而政府公共服务任务的日益繁重使得有限的政府资源捉襟见肘。因此，在医疗服务领域引入市场机制，增加服务参与主体成为政府部门的现实选择。2009年"新医改"诞生以来，社会资本对于参与公立医院改革的热情日益高涨，政府部门也在实践中摸索和学习如何与社会资本进行医疗服务领域的合作。但是，由于我国医疗服务行业的特殊性和PPP本身的复杂性，我国目前在医疗服务领域的PPP经验仍然不足，政府相关部门对于如何进行政府投入缺乏框架性的概念和系统化的思路。因此，本文从我国医疗服务PPP在实践中的问题出发，系统地研究和分析了医疗服务PPP的政府投入，在总结国内外经验和教训的情况下，为我国政府提出了一些建议。

第一，医疗服务领域PPP的政府投入必须建立系统的、科学的体系。从"要不要投入"到"投入哪些领域"，再到"如何投入""投入多少"，最后到"对投入的约束和管理"，每一个环节涉及的政府投入事项和投入风险都必须经过严谨的论证和分析。

第二，政府在医疗服务PPP中进行投入时必须要遵循PPP的特点和医疗服务行业的特殊性，要考虑医生资源的分配和管理问题，以及非营利医疗机构的利益分配问题。忽略医疗服务PPP的本质不仅会使合作功亏一篑，而且可能会带来严重的财政风险和社会风险。

第三，通过对医疗服务领域PPP案例的分析，本文发现，PPP不是万能的灵药。目前，很多地方政府对于PPP项目盲目上马，缺乏基础论证和风险意识，埋下了很多风险隐患。本文认为，PPP 有它的优点和局限性，政府部门在进行医疗改革时，必须要根据自身情况进行判断和选择，切忌盲目投入、追求表面业绩。

最后，PPP 法律框架下的伙伴契约精神要求双方拥有平等的权利和义务地位。因此，政府在进行 PPP 项目投入时，必须要转变过去行政主导的思路，应将社会资本摆到正确的位置，逐步形成良性的合作氛围。

参 考 文 献

[1] Arthur Daemmrich, Elia Cameron. U. S. Healthcare Reform: International Perspectives [M]. New York: Harvard Business School, 2012.

[2] Arthur Dae, Yip. Provider Payment Reform in China: The Case of Hospital Reimbursement in Hainan Province [J]. Health Economics, 2001, 1.

[3] Kent Buse, Amalia Waxman. Public – Private Health Partnerships: a Strategy for WHO [J]. Bulletin of the World Health Organization, 2001, 79 (8).

[4] H Ping Tserng, Jeffrey S. Russell, Ching – Wen Hsu, Chieh Lin. Analyzing the Role of National PPP Units in Promoting PPPs: Using New Institutional Economics and a Case Study [J]. Journal of Construction Engineering and Management, 2012, 2.

[5] Peter Raisbeck, Colin Duffield, Ming Xu. Comparative Performance of PPPs and Traditional Procurement in Australia [J]. Construction Management and Economics, 2010, 4.

[6] Ann Thomas, Dr. Valerie Curtis. Public – Private Partnerships for Health: A Beview of Best Practices in the Health Sector [R]. USA: The World Bank, 2003.

[7] Addis Ababa, Ethiopia. Report of the Regional Workshop on Building Public – Private Linkages to Advance Priority Health Services in Africa [R]. Geneva: USAID and World Health Organization, 2008.

[8] Ajay Tandon, Cheryl Cashin. Assessing Public Expenditure on Health from a Fiscal Space Perspective [R]. Geneva: HNP DISCUSSION PAPER, 2010.

[9] Alexander S. Preker, April Harding. The Economics of Public and Pri-

vate Roles in Health Care: Insights from Institutional Economics and Organizational Theory [R]. USA: The World Bank, 2000.

[10] April Harding, Alexander S. Preker. Private Participation in Health Services [R]. Washington D. C.: The World Bank, 2003.

[11] David W. Dunlop, Jo. M. Martins. An International Assessment of Health Care Financing, Lessons for Developing Countries [R]. USA: The World Bank, 1995.

[12] Eric Stemmer. Contractual Structures and Risk Allocation and Mitigation in the Context of Public Private Partnerships in the Health Sector [R]. USA: The World Bank, 2008.

[13] Franco Sassi, Annalisa Belloni, Chiara Capobianco. The Role of Fiscal Policies in Health Promotion [R]. Paris: OECD Health Working Papers, 2013.

[14] Irina A. Nikolic and Harald Maikisch. Public – Private Partnerships and Collaboration in the Health Sector, An Overview with Case Studies from Recent European Experience [R]. Washington D. C.: HNP DISCUSSION PAPER, 2006.

[15] J. Ohrming. Sweden: St. Goran's Hospital [D]. Washington D. C.: The World Bank's Health, Nutrition, and Population Network, 2002.

[16] Kharizam Ismail, Roshana Takim, Abdul Hadi Nawawi. The Evaluation Criteria of Value for Money (VFM) of Public Private Partnership (PPP) Bids [R]. Singapore: 2011 International Conference on Intelligent Building and Management, 2011.

[17] Ramesh Bhat, Dale Huntington, Sunil Maheshiwari. Public – Private Partnerships: Managing Contracting Arragements to Strengthen the Reproductive and Child Health Programme in India [R]. Geneva: World Health Organization, 2007.

[18] Rameshi Govindaraj, Kumari Navaratne, Eleonora Cavagnero, et al. Health Care in Sri Lanka: What Can the Private Health Sector Offer? [R]. Washington D. C.: The World Bank, 2014.

[19] Rob Taylor, Simon Blair. Financing Health Care [R]. Washington

D. C. : The World Bank, 2003.

[20] Robert Gillingham. Fiscal Policy for Health Policy Makers [R]. Washington D. C. : HNP DISCUSSION PAPER, 2014.

[21] Roy Widdus. Public – Private Partnerships for Health: Their Main Targets, Their Diversity, and Their Future Directon [R]. Geneva: World Health Organization, 2001.

[22] R. Taylor, S. Blair. Public Hospitals: Options for Reform Through Public – Private Partnerships [R]. Washington D. C. : The World Bank's Private Sector and Infrastructure Network, 2002.

[23] T. Marek, C. Yamamoto. Policy and Regulatory Options for Private Participation [R]. Washington D. C. : The World Bank's Private Sector and Infrastructure Network, 2003.

[24] The Auditor General of Ontario. Brampton Civic Hospital Public – Private Partnership Project [R]. CA: The Government of Ontario, 2008.

[25] C. Rissbacher. Crucial Aspects in Evaluating PPP Projects in the Healthcare Sector [Z]. Lithuania: World Bank's Public – Private Partnerships and Collaboration in Health Workshop held in Coordination with the Ministry of Health of Lithuania, 2006.

[26] IMF. The Economics of Public Health Care Reform in Advanced and Emerging Economics [D]. USA: IMF, 2012.

[27] National Audit Office. Review of the VFM Assessment Process for PFT [R]. UK: UK Government, 2013.

[28] National Audit Office. The Performance and Management of Hospital PFI Contracts [R]. UK: UK Government, 2010.

[29] P. H. Schneider. Public Private Collaboration in Health: Why and What to Expect? [Z]. Lithuania: World Bank's Public – Private Partnerships and Collaboration in Health Workshop held in Coordination with the Ministry of Health of Lithuania, 2006.

[30] The World Bank. A Review of Best Practices in the Health Sector [D]. USA: The World Bank, 2003.

［31］The World Bank. Health Provider Payment Reforms in China：What Internation Experience Tells Us ［R］. USA：The World Bank，2010.

［32］The World Bank. Lesotho New Hospital PPP Project ［R］. USA：The World Bank，2013.

［33］The World Bank. Macro – Fiscal Context and Health Financing Fact Sheets ［Z］. USA：The World Bank，2013.

［34］UK Trade & Investment. Health care UK：Public Private Partnerships ［D］. UK：HM Treasury，2013.

［35］HM Treasury. Value for Money Assessment Guidance ［Z］. UK：HM Treasury，2006.

［36］World Health Organization. Preventing Stock – Outs of Antimalarial Drugs in Sub – Saharan Africa ［D］. CH：World Health Organization，2013.

［37］World Health Organization. The Role of the Private Sector and Privatization in European Health Systems ［D］. CH：World Health Organization，2002.

［38］World Health Organization. The World Health Report 2013：Research for Universal Coverage ［R］. CH：World Health Organization，2013.

［39］阿耶·L. 希尔曼. 公共财政与公共政策——政府的责任与局限 ［M］. 北京：中国社会科学出版社，2006.

［40］方福前. 公共选择理论：政治的经济学 ［M］. 北京：中国人民大学出版社，2000.

［41］葛延风，贡森，等. 中国医改：问题根源出路 ［M］. 北京：中国发展出版社，2007.

［42］郭鹰. 民间资本参与公私合作伙伴关系的路径与策略 ［M］. 北京：社会科学文献出版社，2010.

［43］胡善联. 卫生经济学 ［M］. 上海：复旦大学出版社，2003.

［44］黄晓光. 卫生经济学 ［M］. 北京：人民卫生出版社，2006.

［45］保罗·J. 费尔德斯坦. 卫生保健经济学 ［M］. 北京：经济科学出版社，1998.

［46］让·拉丰，等. 政府采购与规制中的激励理论 ［M］. 上海：上海人民出版社，2004.

[47] 舍曼·富兰德，等．卫生经济学［M］．北京：中国人民大学出版社，2010．

[48] 卫生部卫生发展研究中心．医改专题研究（2012 年）［M］．北京：医改专题研究（2012 年），2013．

[49] 于保荣．医改之路：国际经验与支付方式［M］．山东：山东大学出版社，2009．

[50] 詹姆斯·亨德森．健康经济学（第 2 版）［M］．北京：人民邮电出版社，2008．

[51] 周绿林．卫生经济及政策分析［M］．福建：东南大学出版社，2004．

[52] 北京大学中国经济研究中心医疗卫生改革课题组．宿迁医改没有解决"看病贵"问题（上、下）［J］．产经·高端，2006，8（22）．

[53] 财政部国际司．亚行：PPP 项目的财政效应分析［J］．中国财政，2014，09（012）．

[54] 陈建平，周成武，等．公私合作伙伴关系及其应用［J］．中国卫生经济，2005，2．

[55] 陈景春．浅谈加强社会资本举办非营利性医院的经济监管［J］．卫生经济研究，2011，6．

[56] 丛晶，等．欧洲公立医院私有化的模式及启示［J］．中国卫生资源，2006，9．

[57] 代英姿．公共卫生支出：规模与配置［J］．财政研究，2004，6．

[58] 杜乐勋．我国公共卫生投入及其绩效评价［J］．中国卫生经济，2005，11．

[59] 高会芹，刘运国，亓霞，等．基于 PPP 模式国际实践的 VFM 评价方法研究——以英国、德国、新加坡为例［J］．项目管理技术，2010，3．

[60] 顾昕．医疗卫生资源的合理配置：矫正政府与市场双失灵［J］．国家行政学院学报，2006，3．

[61] 顾昕．"补供方"还是"养供方"［J］．中国医院院长，2008，1．

[62] 郭永瑾．公私合作模式在我国公立医院投资建设领域中应用的

探讨 [J]. 中华医院管理杂志，2005，10.

[63] 郭蕊，等. 对当前民营医院改革进展及相关问题的认知分析 [J]. 中国医院，2011，12.

[64] 韩树杰. 借鉴 PPP 模式进行公立医院改革 [J]. 中国卫生人才，2011，8.

[65] 郝培来. 非营利性医院异地整体租赁民营医院的实践 [J]. 中国卫生经济，2005，6.

[66] 何岚. 医疗体制改革中政府的职能定位分析 [J]. 医学与哲学，2006，4.

[67] 贺红权，刘伟. 卫生财政投入研究 [J]. 中南财经政府大学学报，2010，1.

[68] 胡玲. 英国全民医疗服务体系的改革及启示 [J]. 卫生经济研究，2011，3.

[69] 胡善联. 变革中的中国卫生筹资 [J]. 卫生经济研究，2011，2.

[70] 黄二丹，等. 公私合作的私营部门回报方式及其在医疗行业应用的分析 [J]. 卫生经济研究，2010，10.

[71] 黄徐会. PPP 模式下财政承受能力研究——基于英国的实证分析 [J]. 地方财政研究，2015，8.

[72] 贾莉英. 我国建立卫生财政转移支付制度的模式选择 [J]. 中国卫生经济，2005，3.

[73] 焦雅辉，孙杨，张佳慧，等. 基于 PEST 模型的非营利性医院筹资宏观环境分析 [J]. 中国医院管理，2010，30.

[74] 李玲. 美国医改对我国医改的启示 [J]. 中国卫生政策研究，2010，5.

[75] 李玲. 基于信息不对称的卫生经济学理论 [J]. 中国卫生经济，2010，5.

[76] 李玲. 国外医疗卫生体制以及对我国医疗卫生改革的启示 [J]. 红旗文稿，2004，21.

[77] 李建梅，罗永兴. 医保监管与支付制度改革联动——基于上海市的实践 [J]. 中国医疗保险，2012，10.

［78］李琼．印度医疗保障体系公平性分析［J］．经济评论，2009，4．

［79］梁鸿，王云竹．公共财政政策框架下基本医疗服务体系的构建［J］．中国卫生经济，2005，10．

［80］刘克伦．医疗保险中的医生激励机制设计［J］．经济研究导刊，2012，10．

［81］刘晓红，胡善菊，董毅，等．营利性医院税收负担及相关政策分析［J］．中国卫生事业管理，2007，1．

［82］欧阳静，陈煜，白思敏，等．社会资本举办的非营利性医院和营利性医院运营机制比较研究［J］．中国卫生经济，2011，6．

［83］潘杰，刘国恩，李晨赵．我国政府卫生支出地区差异收敛性研究［J］．财政研究，2011，10．

［84］任志涛．基础设施公私合作的激励机制［J］．西安电子科技大学学报，2007，9．

［85］阮立寅．美国医疗现状及医改政策背后逻辑研究［J］．现代商贸工业，2010，22．

［86］阮云洲，黄二丹，李卫平．卫生投入的核心问题探讨——以浙江省卫生投入改革实践为例［J］．中国卫生资源，2008，6．

［87］施劲华．我国"分层次医疗体系"构建与发展的制度创新研究［D］．苏州：苏州大学，2012．

［88］石光，贾廉鹤，白京霞，等．卫生财政拨款方式改革的国际经验——合同购买［J］．中国医院，2007，6．

［89］孙开，崔晓冬．基本医疗卫生服务均等化与财政投入研究［J］．地方财政研究，2011，5．

［90］孙慧，周颖，范志清．PPP项目评价中物有所值理论及其在国际上的应用［J］．国际经济合作，2009，11．

［91］汪健，杨善林．加拿大医疗卫生体制现况及其对我国医疗卫生改革的启示［J］．安徽预防医学杂志，2008，5．

［92］王炳毅．政府医疗管制模式重构研究［D］．成都：西南财经大学，2008．

［93］王俊．中国政府卫生支出规模研究——三个误区及经验证据

[J]. 管理世界, 2007, 2.

[94] 王晓杰, 王宇. 基于效率视角的医疗保险统筹资金使用管理研究 [J]. 中国卫生经济, 2012, 6.

[95] 王小万, 等. 我国民营医院的发展过程与特点 [J]. 中国卫生政策研究, 2009, 1.

[96] 王国平. 医疗服务公私合作发展政策导向与制度改进研究 [J]. 中国医院管理, 2008, 8.

[97] 文小才. 中国医疗卫生资源配置中的财政投入制导机制研究 [J]. 经济经纬, 2011, 1.

[98] 魏权龄. 评价相对有效性的数据包络分析模型——DEA 和网络 DEA [M]. 北京: 中国人民出版社, 2012.

[99] 吴茜. 公立医院 PPP 模式应用: 两个案例对比 [J]. 地方财政研究, 2015, 8.

[100] 熊鹰, 谢振斌, 江山. 新乡市公立医院管办分开改革模式的实践与探索 [J]. 中国医院管理, 2009, 3.

[101] 徐印州, 于海峰, 温海滢. 对我国公共卫生事业财政支出问题的思考 [J]. 财政研究, 2004, 5.

[102] 徐飞, 宋波. 公司合作制 (PPP) 项目的政府动态激励与监督机制 [J]. 中国管理科学, 2010, 6.

[103] 杨瑞涛. 公立医院公益性与财政支出研究 [J]. 福州党校学报, 2012, 6.

[104] 于广军, 高解春. 全球化视野中的公立医院改革——公立医院改革的国际比较研究 [J]. 中国医院院长, 2007, 9.

[105] 袁蓓蓓, 于保荣, 官习飞, 等. 我国公共卫生财政支付研究综述 [J]. 中国卫生经济, 2007, 9.

[106] 袁竞峰, 季闯, 李启明, 等. 基础设施 PPP 项目的 KPI 评价标准设定研究及案例分析 [J]. 现代管理科学, 2010, 12.

[107] 袁长海, 王守勇, 等. 我国县级医院绩效与财政补偿策略——基于 4 省 131 个医院的调查 [J]. 中国卫生政策研究, 2013, 1.

[108] 臧星辰. 医疗改革市场化中的政府职责——以宿迁市医改为例

［J］．重庆科技学院学报，2012，1．

［109］张万宽，杨永恒，王有强．公私伙伴关系绩效的关键影响因素——基于若干转型国家的经验研究［J］．公共管理学报，2010，7．

［110］张拓红，杨辉，冯文，等．我国民营医疗服务的作用与范围研究概论［J］．中华医院管理杂志，2003，19．

［111］张佳慧，董四平，方鹏骞．非营利性医院融资现状：关键因素和政策支撑体系研究［J］．中国医院管理，2010，3．

［112］张宇坤，童仁．欧盟国家公立医院及非营利性私立医院的资金筹措和计划［J］．国外医学（卫生经济分册），2004，4．

［113］张福征，等．新医改形势下公立医院看民营医院的发展［J］．卫生管理，2011，4．

［114］张敏，陈锐，李宁秀．论我国公共卫生财政转移支付配置工具中应优先引入的关键客观因素［J］．中国卫生经济，2011，11．

［115］张蝶．医疗卫生机构的财政投入与资金监管［J］．西部财会，2012，6．

［116］赵福军，汪海．中国PPP理论与实践研究［M］．北京：中国财政经济出版社，2015．

［117］赵阳．分析民营医院发展中存在的问题及对策［J］．企业家天下，2010，1．

［118］郑大喜．新医改形势下公立医院加强成本核算和控制的思路探讨［J］．医学与社会，2010，23（5）．

［119］周俐平，严素勤，周成武．我国公立医院导入PPP机制的思考［J］．中国卫生经济，2006，7．

［120］周庆逸，殷菁，徐会利．西班牙、希腊两国卫生体制考察报告［J］．中国卫生经济，2009，3．

［121］朱坤，谢宇，尤川梅．南非卫生领域公私合作伙伴关系及启示［J］．中国卫生政策研究，2009，6．

［122］邹厚东，张鹭鹭，邱艳，等．医药卫生体制改革国际比较［J］．中国医院管理，2011，8．

［123］左超．政府对民办非营利性医院的服务质量绩效评估研究

[J]．现代商贸工业，2012，11．

　　[124] 章敬平，包永辉．宿迁医改：80 分，还是 20 分 [N]．经济观察报，2006，7 (10)．

　　[125] 中财美国医改研究小组．医疗改革对美国政府财政的影响研究 [N]．中国社会科学院研究生院学报，2010，5．

　　[126] 程哲．县级非营利性医院的 PPP 项目融资应用研究 [D]．北京：清华大学，2011．

　　[127] 傅铭深．我国公立医疗机构的激励性规制研究 [D]．广州：暨南大学，2011．

　　[128] 黄枫．中国城镇健康需求和医疗保险改革研究 [D]．成都：西南财经大学，2010．

　　[129] 金彩红．中国农村合作医疗制度研究 [D]．上海：上海社会科学院，2006．

　　[130] 李慧萍．新型农村合作医疗制度改革探索——以贵州省大方县医疗改革为例 [D]．大连：东北财经大学，2007．

　　[131] 李天骋．医疗改革中"看病贵"问题的经济分析和医改政策取向研究 [D]．上海：复旦大学，2010．

　　[132] 陆维燕．PPP 模式在中国医疗卫生中的应用：从公共服务质量的角度进行的分析 [D]．上海：复旦大学，2007．

　　[133] 罗丽娟．现行医疗保障体制下我国居民医疗保健支出的研究 [D]．成都：西南财经大学，2012．

　　[134] 马伟宁．英国国家卫生制度及其对我国基本医疗卫生制度改革的启示 [D]．杭州：浙江大学，2009．

　　[135] 牛茵．对 PPP 模式及其绩效的研究 [D]．北京：北京交通大学，2006．

　　[136] 石建军．城镇医疗制度改革模式研究 [D]．上海：同济大学，2006．

　　[137] 石磊．美国公共卫生领域公私合作伙伴关系研究（1987～2008）[D]．厦门：厦门大学，2009．

　　[138] 王啸．新医改下的公立医院财务管理问题研究 [D]．北京：首

都经济贸易大学，2014.

　　［139］魏晓静. 新医改背景下上海市医疗保险支付模式研究［D］. 上海：上海工程技术大学，2014.

　　［140］徐瑾真. 我国医疗卫生服务提供的公私合营模式研究［D］. 上海：上海交通大学，2009.

　　［141］赵绍阳. 我国城镇医疗保险制度改革的实证研究［D］. 成都：西南财经大学，2011.

　　［142］周佳琪. 资源依赖视角下政府与非营利性民营医院的合作研究［D］. 泉州：华侨大学，2014.

　　［143］周东华. 农村基本公共卫生服务公私合作模式研究［D］. 武汉：华中科技大学，2014.

　　［144］朱炜. 社会资本举办医疗机构：发展与挑战［D］. 杭州：浙江大学，2012.

　　［145］国务院发展研究中心课题组. 对中国医疗卫生体制改革的评价与建议［R］. 北京：国务院发展研究中心，2005.

　　［146］贾康，孙洁. 在公立医院改革中采用 PPP 管理模式的探讨［R］. 北京：中国财政学会，2013.

　　［147］国药励展，Frost & Sullivan. 2011 中国医疗行业年度报告蓝皮书［R］. 福州：中国国际医疗器械博览会，2011.

　　［148］财政部. 财政部关于推广运用政府和社会资本合作模式有关问题的通知［Z］. 财政部网站，财金〔2014〕76 号.

　　［149］财政部. 财政部关于印发政府和社会资本合作模式操作指南（试行）的通知［Z］. 财政部网站，财金〔2014〕113 号.

　　［150］财政部. 财政部关于实施政府和社会资本合作项目以奖代补政策的通知［Z］. 财政部网站，财金〔2015〕158 号.

　　［151］财政部. 关于印发《PPP 物有所值评价指引（试行）》的通知［Z］. 财政部网站，财金〔2015〕167 号.

　　［152］财政部. 政府和社会资本合作项目财政承受能力论证指引［S］. 财政部网站，财金〔2015〕21 号.

　　［153］凤凰医疗集团. 招股说明书［R］. 凤凰医疗网站，2013.

［154］复星医药.2014 年年报［R］.复星医药集团网站，2015-4.

［155］国务院.国务院关于创新重点领域投融资机制鼓励社会投资的指导意见［Z］.人民网，国发〔2014〕60 号.

［156］国务院.关于在公共服务领域推广政府和社会资本合作模式的指导意见［Z］.人民网，国办发〔2015〕42 号.

［157］中共中央办公厅.中共中央国务院关于深化医药卫生体制改革的意见［Z］.人民网，中发〔2009〕6 号.